대한민국 최고의 명의가 들려주는

탈모

SNUH 서울대학교병원 Health+

대한민국 최고의 명의가 들려주는

탈모

초판 1쇄 발행 2025년 6월 10일

지은이 권오상·이지수

펴낸곳 서울대학교출판문화원
주소 08826 서울 관악구 관악로 1
도서주문 02-889-4424, 02-880-7995
홈페이지 www.snupress.com
페이스북 @snupress1947
인스타그램 @snupress
이메일 snubook@snu.ac.kr
출판등록 제15-3호

ISBN 978-89-521-3919-1 04510
978-89-521-1498-3 (세트)

SNUH
서울대학교병원
Health+

대한민국
최고의 명의가
들려주는

탈모

권오상 서울대학교병원 피부과 교수
이지수 서울특별시보라매병원 피부과 교수

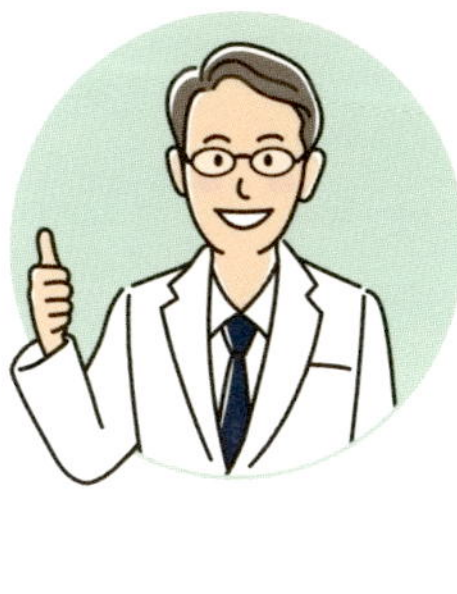

서울대학교출판문화원

발간사

첨단 지식정보화 사회에 들어서면서 눈부신 의학 발전에도 불구하고 여전히 병마와 싸우는 수많은 환자들이 있기에 우리는 한시도 마음이 편할 수가 없습니다.

서울대학교병원 Health^{+} 시리즈는 정보의 홍수 시대에 근거가 빈약한 의학 정보가 무분별하게 난무하는 상황에서 의학적 근거와 기준을 제시하며 표준화된 건강 정보를 제공하고자 기획되었습니다.

특히 이 시리즈는 위암을 시작으로 유방암, 간암, 췌장암 등 다양한 암 질환과 각종 질병까지 의료진이 오랜 기간에 걸쳐 축적해 온 경험과 의학 지식을 알기 쉽게 풀어 내고 있습니다. 또한 각 질환별로 증상, 진단, 치료, 재활, 건강관리 등 환자들이 궁금해하는 점을 중심으로 일반인들도 이해하기 쉽게 구성되어 있습니다.

무엇보다 이 시리즈를 통해 서울대학교병원 최고의 명

의들이 건강과 질병에 대한 전문 지식을 국민들과 함께 공유함으로써, 국가중앙병원으로서 국민 건강관리의 올바른 방향을 제시하고 평생 건강을 계획하며 관리할 수 있게 된 것은 정말 소중한 일이 아닐 수 없습니다. 더욱이 독자들의 관심과 요구에 부응하여 Health⁺ 시리즈를 다양한 질병으로 확장해 발간하게 되어 기쁘게 생각합니다.

이 책의 발간에 수고를 아끼지 않은 원고 집필 교수진과 서울대학교출판문화원 편집진에게 감사드리며, Health⁺ 시리즈 발간이 우리 모두의 건강한 미래를 밝히는 소중한 길잡이로서 국민 모두가 더욱 건강하고 행복한 삶을 영위해 나가는 뜻깊은 계기가 되기를 기대합니다.

서울대학교병원장

이 책을 펴내며

모발은 자신을 가꾸는 수단이며 자기 정체성이자 자부심이라 할 수 있다. 사람의 모발은 진화적으로 수사자의 갈기나 말의 휘날리는 갈기, 공작새의 활짝 펼친 깃털과 같은 의미를 갖는다. 생존에는 필수적이지 않거나 오히려 불리할 수도 있지만, 이를 갖춤으로써 멋을 부리고 위엄을 나타내는 것이다. 갈기 빠진 사자나 깃털이 다 빠진 공작새를 떠올려 보면 사람에게 모발이 가지는 의미를 이해할 수 있을 것이다.

6.25전쟁 당시 부산 피난 중에도 오히려 여자들은 화장품을 사서 얼굴을 가꾸고 동백기름으로 머리를 손질했으며, 남자들은 포마드를 발라 머리를 넘겨 멋을 내었다고 한다. 이는 살아남기 벅찬 상황에서도 본능적으로 오히려 당당하게 외모를 꾸미고 어려움을 극복하려는 힘과 여력이 있다는 것을 보여 주는 예라 할 수 있다.

인류는 언제부터 탈모에 관심을 가지게 되었을까? 탈

모에 대한 가장 오래된 기록은 지금으로부터 약 3,500여 년 전으로 거슬러 올라간다. 기원전 1550년 무렵 고대 이집트의 의학 전문서에서는 탈모증을 치료가 필요한 병의 하나로 꼽으며, 탈모 치료를 위해 동물의 지방을 섞어 머리에 바르고, 호저(고슴도치와 외양이 매우 비슷한 동물) 가시를 불에 그을려 지금의 흑채처럼 머리에 뿌리는 방법을 제시하기도 했다.

그로부터 3,500여 년이라는 긴 시간 동안 인류는 탈모를 치료할 수 있는 방법을 찾아 왔다. 탈모 정복을 향한 인류의 역사가 길어서일까, '탈모인 천만 시대'라고 할 만큼 탈모로 고통받는 사람이 많아서일까. 탈모에 대해서는 유난히 '카더라'식 정보가 많다. 홍수처럼 넘쳐나는 정보 속에서 실제로 탈모에 도움이 되는 정보를 찾아내는 것은 쉽지 않은 일이다.

탈모에 관한 올바른 지식을 전달하여 탈모 환자들에게 도움을 주기 위해 이 책에서는 전체 탈모증의 약 90%를 차지하는 안드로겐탈모증(남성형탈모증, 여성형탈모증)을 중점적으로 다루었다. 특히 진료실에서 만나는 환자들이 실제로 궁금해하는 부분을 자세히 다루고자 했다. 탈모의 원인은 무엇인지, 치료를 언제 시작해야 하는지, 치료로 기대할 수 있는 효과는 어느 정도인지, 치료 과정에서 발생할 수 있는 부작용은 없는지, 탈모 증상을 완화하기 위해 일상생활에서 스스로 실천할 수 있는 방법에는 어떤 것들이 있는지 등 탈모에 관한 다양한 궁금증에 대해 이 책이 많은 답을 줄 수 있을 것이다. 또한 탈모에 대해서 퍼져 있는 다양한 '카더라'에 대해서도 Q&A 형식으로 그 옳고 그름을 따져 보았다.

이 책이 탈모로 고통받는 수많은 환자들에게 탈모의

진단, 치료 및 관리에 있어 실질적인 도움을 주는 지침서가 되기를 바란다.

2025년 6월

권오상·이지수

차례

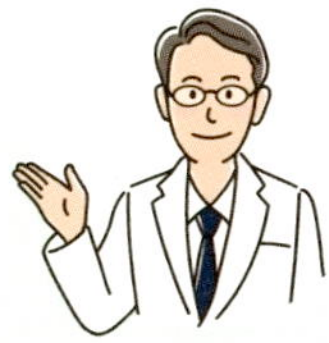

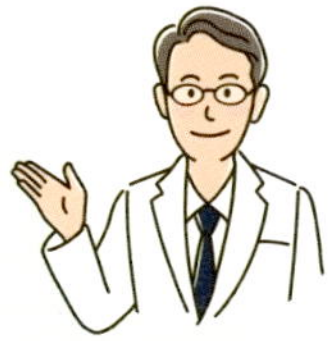

Health

ALOPECIA

01 머리카락이 대체 뭐길래

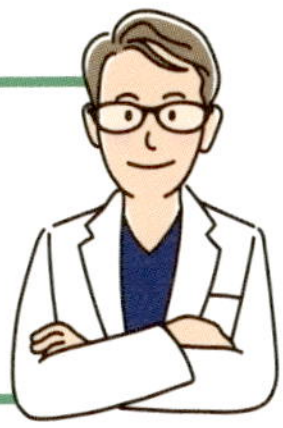

탈모가 이미지에 미치는 영향

머리카락은 한 사람의 이미지에 얼마나 많은 영향을 미칠까? 이 질문에 답이 될 만한 흥미로운 연구가 있다. 2021년 미국에서 발표된 연구에서, 같은 사람의 사진을 머리카락과 눈썹이 있는 경우와 없는 경우로 만들어 무작위로 보여 주고 사진 속 인물의 이미지를 평가하도록 했다. 결과는 어땠을까? 탈모가 심한 사람은 탈모가 없는 사람에 비해 훨씬 더 높은 빈도로 부정적인 평가를 받았다. '아파 보인다'(29.8%), '매력적이지 않다'(27.2%), '전염될 것 같다'(9.9%), '똑똑해 보이지 않는다'(3.9%), '지저분해 보인다'(3.9%) 등 부정적인 평가의 유형도 다양했다. 이 연구 결과를 통해 탈모증 환자들에게 실제로 얼마나 부정적인 낙인(stigma)이 찍히

탈모증 환자에 대한 부정적 인식

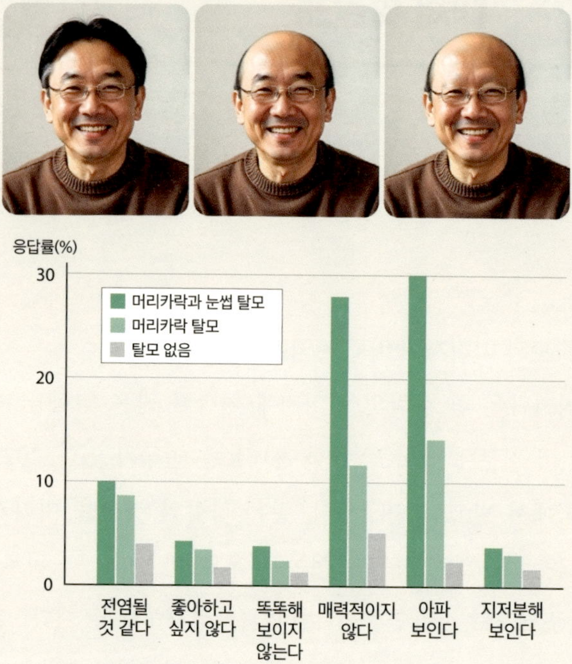

출처: Creadore et al., *JAMA Dermatol*. 2021;157(4):392-398.

는지 엿볼 수 있다.

✚ 탈모는 얼마나 흔할까?

탈모증의 90%는 안드로겐탈모증인데 이는 흔히 '대머리'라고 말하는, 나이가 들면서 머리가 점점 뒤로 벗겨지는 탈모증이다. 안드로겐탈모증의 유병률(전체 인구 중 해당 질병을 가진 사람의 비율)은 조사 지역과 조사 시기마다 차이는 있으나 남성의 경우 서양에서는 전체 인구의 약 50%, 한국에서는 약 25%로, 여성의 경우 서양에서는 약 25%, 한국에서는 약 12%로 조사되었다. 안드로겐탈모증은 대체로 여성보다 남성에게서 2배 정도 많이 나타나고, 우리나라를 포함한 아시아보다 서양에서 2배 정도 더 흔하다. 동양인의 유병률은 50~60대까지 서양인의 절반 수준이지만, 70~80대부터는 급격히 증가하여 서양인과 비슷한 비율을 보인다.

안드로겐탈모증은 노화 현상의 일종이므로 우리나라의 탈모 환자 수는 고령화에 따라 해마다 급격히 증가하고 있으며, 현재 천만 명에 근접할 것으로 추정된다. 특히 과거에는 중장년층 환자가 다수였다면, 최근에는 20~30대의 젊은 층에서 탈모 환자가 크게 증가하여 전체 탈모 진료 환자 중 20~30대의 비율이 42.6%에 달한다. 또한 과거에는 탈모증이 주로 남성에게서 문제가 되었다면, 최근에는 여성의 탈모증도 크게 증가하여 전체 탈모 환자 중 여성이 43.7%에 달한다.

국민건강보험공단의 통계 자료는 얼마나 많은 환자가

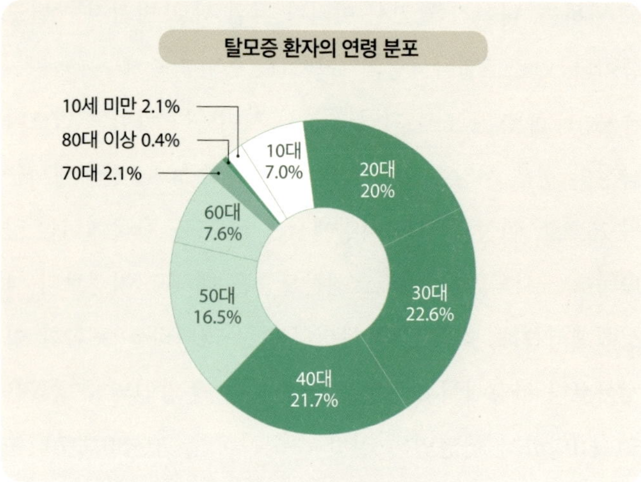

출처: 국민건강보험공단(2017~2021)

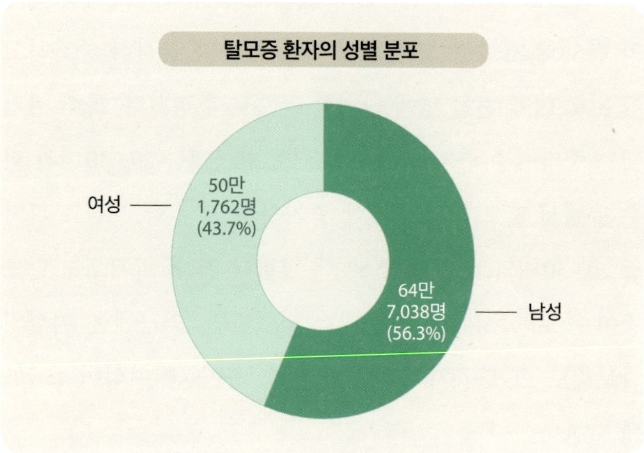

출처: 국민건강보험공단(2017~2021)

탈모로 고통받고 있는지를 잘 보여 준다. 이 통계에는 병원 진료를 받은 환자만 포함되므로, 병원에 내원하지 않은 경우까지 고려하면 실제 탈모증 환자는 훨씬 더 많을 것으로 예상된다.

탈모, 치료가 필요한 질환

탈모는 치료가 필요한 병인가? 탈모는 당장 숨이 넘어가는, 생명을 위협하는 병은 아니다. 그래서 과거에는 단순한 미용적 문제로 치부되곤 했다. 하지만 탈모 인구가 점점 늘어나면서 인식이 바뀌고 있다. 현대 사회에서 탈모증은 환자들의 삶의 질에 큰 영향을 미치며, 심할 경우 사회적 활동까지 위축시키는 요인이 된다. 특히 탈모증은 사회생활이 가장 활발해야 할 나이에 시작되어, 나이가 듦에 따라 점차 진행되며 환자의 삶에 평생 영향을 미친다. 이렇게 많은 사람들이 평생 고통받는데 당장 죽지 않는 문제라고 두고만 볼 것인가? 탈모, 치료가 필요한 병이 맞다.

Health

ALOPECIA

02 머리카락을 만드는 주머니, 모낭

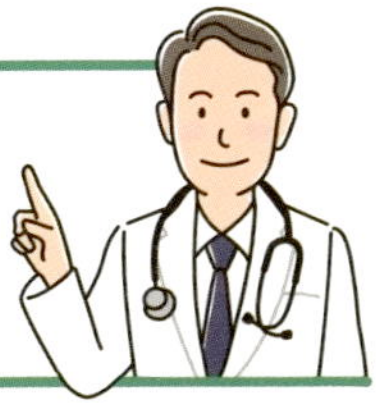

모낭, 머리카락 만드는 공장

탈모증을 이해하기 위해서는 머리카락, 즉 모발을 만드는 주머니인 모낭을 이해해야 한다. 쉽게 말해 모낭은 평생 동안 모발을 만들어 내고 또 탈락시키는 과정을 주기적으로 반복하는 우리 몸속의 작은 공장이다. 모낭은 손바닥, 발바닥, 입술과 같은 점막을 제외한 우리 몸의 표면 전체에 약 500만 개가 존재한다. 우리는 모낭을 완전하게 갖춘 상태로 태어나며, 그 이후에는 모낭이 새롭게 만들어지지 않는다. 비유하자면 사람이 태어날 때 500만 개의 공장을 가지고 태어나는데, 이후 새로운 공장은 지어지지 않고 시간이 지나면서 이 공장들이 점차 노후화되어 하나둘씩 가동을 멈추게 되는 것과 같다.

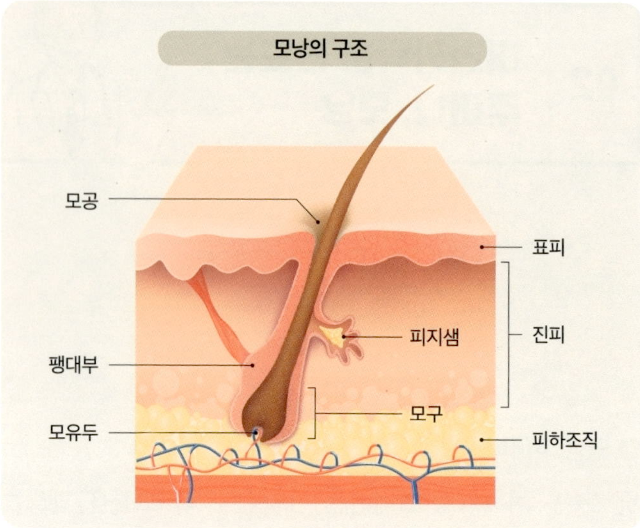

모낭의 구조

모낭은 길쭉한 주머니의 형태로 피부 깊숙이 자리 잡고 있다. 모낭의 가장 깊은 쪽 둥그런 부분을 모구(hair bulb)라 하며, 모구 안에는 안쪽으로 볼록 솟은 모양의 모유두(dermal papilla)가 있다. 그 위로는 팽대부(bulge area)라 하여 모낭줄기세포(hair follicle stem cell)가 존재하는 도톰한 부분이 있다. 모낭줄기세포는 모유두의 신호를 받아 모발을 만들어 내는 세포로 분화·증식한다. 즉, 모낭이라는 공장 안에서 모유두는 모발의 성장을 조절하는 컨트롤 타워이고, 팽대부의 모낭줄기세포는 생산 라인이라고 할 수 있다. 팽대부보다 더 위쪽에는 피지를 분비하는 피지샘(sebaceous gland)이 달려 있다. 피지샘에서 분비된 피지는 모공(머리카락이 나오는 구멍)을 통해 밖으로 배출된다. 탈모가 진행되면서 모낭은 쪼그라들고 피지샘은 상대적으로 커져서, 탈모 증상 중 하나로 두피가 기름져지는 증상이 생길 수 있다.

모발의 주기

인체의 각 모낭은 개별적인 주기를 가지고 모발의 성장과 탈락을 반복한다. 모발의 주기는 3단계로 나뉘는데, 모발이 자라나는 성장기(anagen), 모발 성장이 멈추고 모발을 만들어 내던 부분이 퇴화하는 퇴행기(catagen), 모낭의 활성이 멈추는 휴지기(telogen)이다. 휴지기가 끝나면 모발은 빠지게(탈락하게) 되며 다시 새로운 성장기가 시작된다.

동물은 신체의 모든 모낭이 동기화되어(synchronized) 있다. 즉, 모든 모낭이 같은 주기로 한꺼번에 털이 빠지고 자라나는 털갈이를 한다. 반면, 사람은 개개의 모낭이 독립적인 주기를 가지며, 각 모낭은 평생 동안 10~20회 정도의 모발 주기를 반복한다. 머리카락 모낭의 경우 성장기가 약 3~5년, 퇴행기가 약 3주, 휴지기가 약 3개월로, 일반적인 경우 전체 머리카락의 약 85~90%는 성장기에 있으며, 1% 정도가 퇴행기, 10~15%는 휴지기에 있다.

모발 주기에 따른 모낭의 변화

모발 성장의 컨트롤 타워 역할을 하는 모유두에는 모세혈관들이 엉켜 있어 모발 성장에 필요한 산소와 영양분을 공급받는다. 성장기 모낭의 모유두세포(dermal papilla cell)는 모발 성장을 촉진하는 신호를 모발을 만드는 세포에 전달한다. 이 신호를 받아 실제로 모발을 생성하는 세포가 바로 모모세포(hair matrix cell)이며, 기질(matrix)의 각질형성세포(keratinocyte)라고도 한다. 모모세포는 모유두세포를 빽빽하게 둘러싸고 있으며, 모유두에서 성장 신호를 전달받아 활발하게 분열·증식하여 모발을 만들어 낸다. 모유두에는 멜라닌세포(melanocyte)도 존재하며, 이 세포에서 멜라닌 색소를 만들어 모발에 색소를 전달함으로써 모발이 여러 가지 색을 띠게 된다.

모낭이 성장기를 끝내고 퇴행기와 휴지기에 이르면 모유두가 위쪽으로 올라와 팽대부와 가까워진다. 휴지기 끝에 머리카락은 탈락되고, 모유두세포에서 새로운 모발 성장의 신호를 팽대부에 전달하면 팽대부의 모낭줄기세포가 모모세포로 분열하면서 또 다른 성장기가 시작된다.

모발 주기에 따른 모낭의 변화

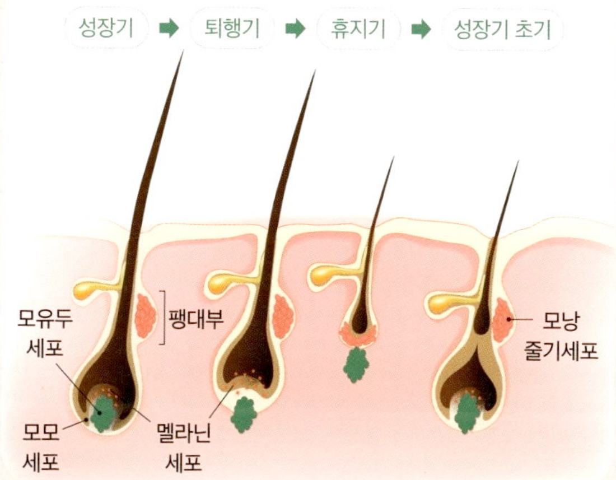

머리카락은 어디까지 기를 수 있나요?

일반적인 사람의 머리카락 수는 약 10만 개 정도이며 하루에 약 0.3mm, 한 달에 약 1cm 자란다. 1년, 열두 달이면 약 12cm가 자라고 일반적인 머리카락의 성장기는 3~5년이므로, 머리카락은 무한정 기를 수 있는 것이 아니라 최대 36~60cm 정도까지만 자랄 수 있음을 알 수 있다. 간혹 뉴스에서 머리카락이 바닥에 끌릴 정도로 긴 사람들이 소개되는데, 이는 사실 의학적으로는 비정상적인 상황이며 모발 주기가 고장이 난 상태라고 볼 수 있다.

그렇다면 머리카락은 길게 자라는데 왜 눈썹이나 속눈썹은 일정 길이 이상 자라지 않을까? 이는 신체 부위마다 모낭의 성장기 기간이 다르기 때문이다. 머리카락을 만드는 모낭은 성장기가 3~5년으로 비교적 길기 때문에 길게 자랄 수 있는 반면, 눈썹과 속눈썹의 모낭은 성장기가 약 8주 정도로 매우 짧아서 최종 길이가 짧아지게 된다. 모발의 성장은 이발, 면도, 염색, 탈색 등의 외부 요인에는 영향을 받지 않으나 유전적 요인, 호르몬, 성별, 인종, 연령, 계절, 자외선 노출 등 다양한 요인의 영향을 받으며, 개인에 따라서도 상당한 차이가 있다.

✚ 머리카락이 빠지면 무조건 탈모인가요?

모발은 평생 자라고 빠지는 주기를 반복한다. 평균적으로 전체 머리카락 10만 개 중 10% 정도인 1만 개가 휴지기에 있고, 그중 하루에 0.5~1%가 정상적으로 탈락할 수 있다. 즉, 하루에 50~100개 정도의 머리카락이 빠지는 것은 자연스러운 현상이다. 기존 머리카락을 탈락시킨 후 새로운 성장기로 들어가는 것이다. 따라서 머리카락이 빠진다고 해서 모두 탈모로 볼 수는 없다.

✚ 흰머리, 절대 뽑지 마세요

보기 싫은 흰머리, 나는 족족 뽑아 버리고 싶을 것이다. 하지만 모발 주기를 이해했다면, 흰머리는 절대 뽑지 말아야 함을 알 수 있다. 개별 모낭은 평생 모발 주기를 반복하지만, 그 횟수는 무한하지 않고 모낭당 10~20회에 불과하다. 흰머리를 뽑는다는 것은 그 정해진 횟수 중 한 번 이상이 차감되는 것과 마찬가지이다. 억지로 뽑는 과정에서 모낭과 그 주변 조직에 가해지는 손상은 덤이다. 계속해서 흰머리를 뽑은 자리에서는 다시 머리카락이 나지 않을 가능성이 높다. 한 연구에 의하면 머리카락 10개를 뽑았을 때 7~8개 정도만 다시 난다고 한다. 흰머리가 있던 자리에 머리카락이 다시 나지 않기를 바라는 것이 아니라면, 앞으로는 흰머리를 뽑는 대신, 두피에 바짝 붙여 자르거나 염색하는 두 가지 방법 중 하나를 선택하도록 하자.

✚ 탈모도 계절의 영향을 받는다

사람은 동물처럼 모낭들의 모발 주기가 동기화되어 있지 않기 때문에 털갈이를 하지 않는다고 했다. 그런데 꽤 많은 환자들이 가을철에 탈모가 심해진다고 호소한다. 왜일까?

가을에 탈모량이 증가하는 이유는 여름에 있다. 여름

에는 일조량이 많아 자외선에 노출되는 시간이 길어진다. 또 여름에는 피지와 땀 분비가 증가해 지루성피부염과 모낭염 등으로 두피에 염증이 생기기 쉽다. 이로 인해 성장기의 모발이 조기에 휴지기로 접어들게 된다. 일반적인 머리카락의 휴지기는 3개월이므로, 여름 동안 휴지기에 접어든 모발이 가을이 되면서 본격적으로 빠지기 시작하는 것이다. 따라서 가을철 탈모량 증가를 막기 위해서는 여름에 갑자기 많은 양의 자외선에 노출되지 않도록 유의하고 두피 관리에 신경을 써야 한다.

가을철에 탈모가 심해지는 또 다른 이유는 일조량 감소와 관련이 있다. 가을이 되면 여름에 비해 일조량이 줄어들어 탈모를 유발하는 남성호르몬의 분비가 늘어난다. 또한 가을에는 공기가 건조하므로 두피도 건조해지고 피지량이 감소하면서 건조한 두피에 각질이 쌓이기 쉽다. 두터운 각질은 모낭을 막고 모낭의 기능을 떨어뜨릴 수 있으므로 적절한 관리가 필요하다.

03 탈모란 정확히 무엇인가요?

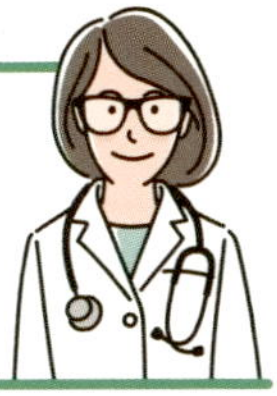

탈모란 모발이 정상보다 가늘어지거나, 모발이 정상적으로 있어야 할 자리에서 빠지는 것을 말한다. 탈모증의 종류는 매우 다양하여 소위 '대머리'라 불리는 안드로겐탈모증, 동그란 모양으로 머리가 빠지는 원형탈모증, 출산이나 심한 스트레스 후에 급격히 머리가 빠지는 휴지기탈모증 등이 있다. 이 책에서는 그중에서 전체 탈모증의 90%를 차지하는 안드로겐탈모증에 대해 주로 다룰 것이다. 안드로겐탈모증 외의 탈모증에 대해서는 19장에서 살펴보도록 하자.

안드로겐탈모증이란?

소위 '대머리'라고 부르는, 나이가 들면서 점점 머리가 뒤로 벗겨지는 탈모증이 바로 안드로겐탈모증(androgenetic alopecia)

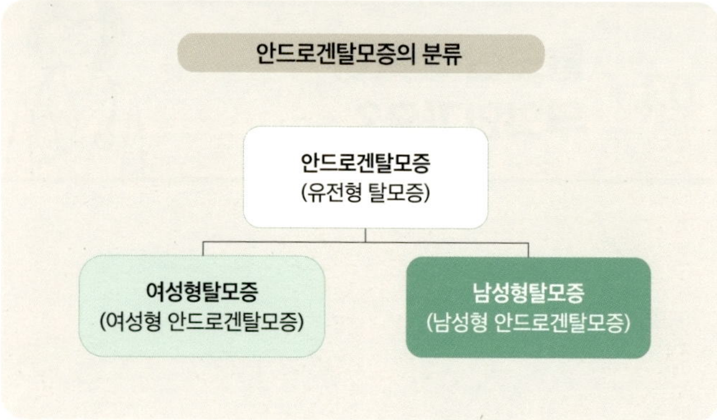

이다. 이 경우 모낭이 소형화(miniaturization)되면서 모발이 가늘어진다. 남성과 여성에서 안드로겐탈모증의 양상이 다르게 나타나기 때문에 남성형탈모증(male pattern baldness or hair loss, MPB or MPHL)과 여성형탈모증(female pattern hair loss, FPHL)으로 구분하여 부른다.

✚ 남성형탈모증과 여성형탈모증은 어떤 차이가 있나요?

남성형탈모증과 여성형탈모증은 탈모가 나타나는 모양에 차이가 있다. 남성형탈모증에서는 이마와 가까운 쪽 머리카락이 가늘어지고 이마와 앞머리 모발의 경계선이 뒤로 밀리면서 이마가 M자 모양으로 넓어진다. 동시에 정수리 부위 머리카락도 가늘어지면서 탈모가 서서히 진행된다. 한

남성형탈모증(A)과 여성형탈모증(B)의 임상 양상

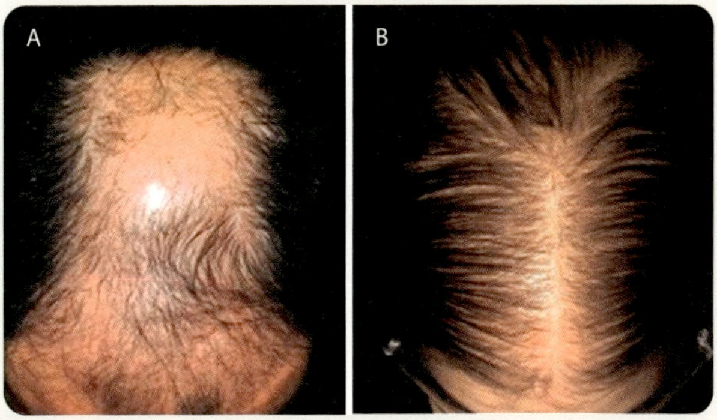

출처: 이숙영 외, 대한피부과학회지 2017;55(2):147; 김영범 외, 대한피부과학회지 2024; 62(3):137.

남성형탈모증과 여성형탈모증의 탈모 양상

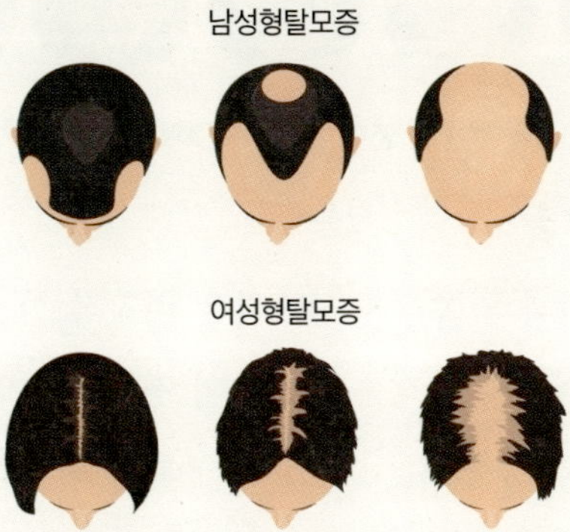

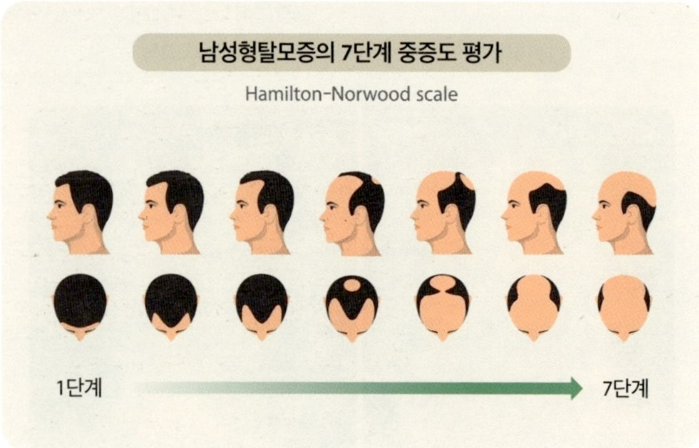

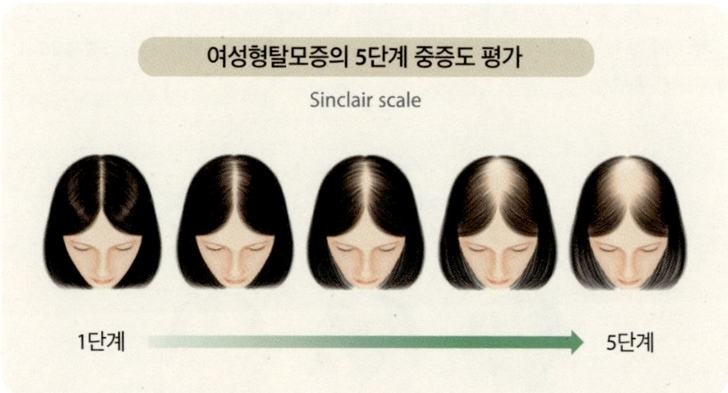

편 머리 뒤쪽과 옆쪽의 머리카락은 비교적 잘 유지되는 경향이 있다. 앞머리와 정수리 탈모의 정도와 모양에 따라 남성형탈모증의 중증도를 7단계로 구분할 수 있다(Hamilton-Norwood scale).

여성형탈모증의 크리스마스트리 패턴

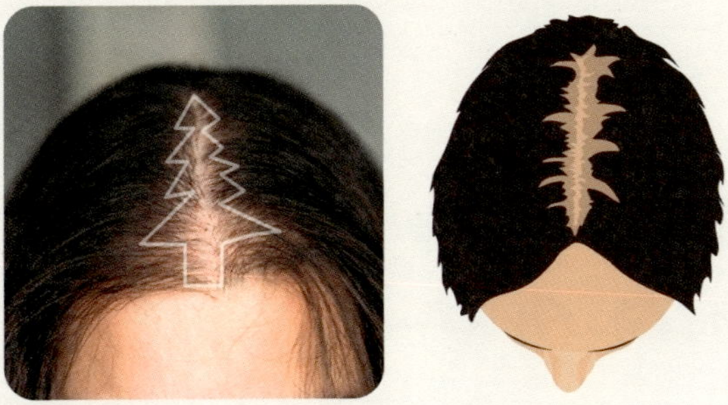

반면 여성형탈모증은 남성형탈모증에서와 달리 탈모가 진행되더라도 이마와 앞머리 모발의 경계선이 뒤로 밀리지 않고 유지되는 경우가 많고, 머리 위쪽 중심부의 모발이 광범위하게 전체적으로 가늘어지는 양상으로 나타난다. 머리 위쪽 머리카락이 가늘어지면서 두피가 드러나는 모양이 크리스마스트리를 닮았다 하여 '크리스마스트리 패턴'이라고 부르기도 한다. 여성형탈모증의 중증도는 3단계(Ludwig scale) 또는 5단계(Sinclair scale)로 구분할 수 있다.

남성에게는 남성형탈모증이, 여성에게는 여성형탈모증이 나타나는 경우가 많지만, 일부 남성에게서 여성형 탈

남성형탈모증과 여성형탈모증을 아우르는 BASP 분류법

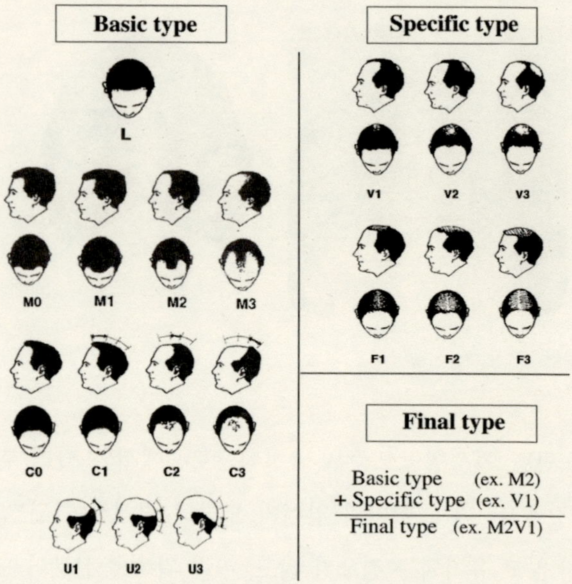

출처: Lee et al., *J Am Acad Dermatol.* 2007;57(1):40.

모 양상이 나타날 수 있으며 그 반대의 경우도 가능하다. 이를 고려하여 남성형탈모증과 여성형탈모증을 모두 아울러 성별에 관계없이 탈모를 분류하고 중증도를 평가하는 방법이 고안되었는데, 2007년 국내 연구진이 새롭게 개발한 'Basic and Specific(BASP) 분류법'이 그것이다. BASP 분류법에서는 앞머리 선의 모양에 따른 네 가지 기본 유형(Basic type: L, M, C, U)과 정수리와 윗머리 모발의 밀도에 따른 두 가지 특정 유형(Specific type: V, F)의 조합으로 탈모의 양상을 나타내고, 각 유형마다 탈모 진행 정도에 따라 0 또는 1에서 3까지의 중증도를 세부적으로 구분한다.

왜 특정 부위에는 탈모가 일어나고, 다른 부위에는 일어나지 않는 것일까? 여성형탈모증에서는 왜 이마와 모발 사이의 경계선이 유지될까? 그 이유에 대해서는 4장에서 알아보자.

Memo

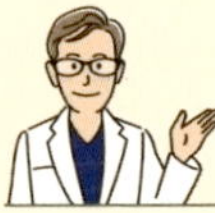

여성형탈모증?
여성형 안드로겐탈모증?

안드로겐탈모증은 남성형탈모증과 여성형탈모증을 모두 포괄하는 용어이다. 그런데 때때로 안드로겐탈모증을 남성형탈모증만을 가리키는 말로 쓰는 경우도 있다. 그 이유는 안드로겐탈모증이라는 이름이 붙게 된 배경과 관련이 있다.

과거에 '대머리' 탈모증에 대한 연구는 주로 남성을 대상으로 이루어졌다. 연구를 통해 이러한 탈모의 주원인 중 하나가 남성호르몬인 '안드로겐'이라는 것을 알게 되었고, 이에 '안드로겐탈모증'이라는 이름을 붙이게 되었다. 반면 여성 대상으로는 연구가 많이 이루어지지 않았기 때문에, 여성의 탈모증도 남성의 탈모증과 마찬가지로 '안드로겐'이 주원인일 것이라 추정하고 남성과 여성의 탈모증을 한데 묶어 '안드로겐탈모증'이라고 불렀다. 다만 남성과 여성에서 탈모증의 양상이 다르게 나타났기 때문에 남성형 안드로겐탈모증과 여성형 안드로겐탈모증으로 구분을 둔 것이다.

하지만 이후 여성의 탈모증에 대해서도 연구가 이루어지면서, 남성의 탈모증과 달리 여성의 탈모증에서는 안드로겐이 병의 단일한 원인이 아님을 알게 되었다. 즉, 여성의 탈모증을 안드로겐탈모증이라고 부르기가 다소 애매해진 것이다. 이에 '안드로겐'을 빼고 남성과 여성에서 각각 주로 나타나는 탈모의 양상에 따라 남성형탈모증과 여성형탈모증으로 나누어 부르는 방식이 생겨났다. 이후에 안드로겐탈모증, 남성형탈모증, 여성형탈모증이 혼용되었는데, 남성형탈모증은 안드로겐이 주원인이므로 계속해서 안드로겐탈모증으로 부르는 경우가 많았고, 여성형탈모증은 안드로겐이 단일한 원인이 아닌 것으로 확인된 후에는 여성형탈모증으로 부르는 경우가 많아졌다.

요약하자면 안드로겐탈모증은 정확히는 남성형탈모증과 여성형탈모증을 총칭하는 용어이지만 간혹 남성형탈모증만을 가리키는 경우도 있다. 여성형탈모증은 대개 '여성형탈모증' 또는 '여성형 안드로겐탈모증' 등으로 '여성형'을 붙여서 구분한다.

Health

ALOPECIA

04 탈모, 왜 생기나요?

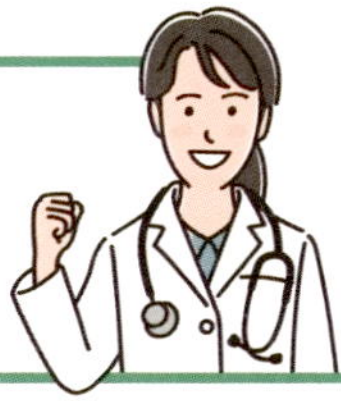

안드로겐탈모증 환자의 경우 모발 주기 중 성장기가 짧아지고 휴지기에 있는 모낭의 비율이 증가한다. 또한 모낭의 크기가 점점 작아지는 '모낭의 소형화(miniaturization)'가 나타난다. 이러한 모낭의 변화에 따라 자라나는 머리카락은 가늘고 짧은 형태로 바뀌게 된다. 무엇이 이러한 변화를 만드는 걸까?

탈모 유전자

안드로겐탈모증에는 유전, 즉 가족력이 크게 작용하는 것으로 알려져 있다. 그래서 안드로겐탈모증을 '유전형 탈모' 라고 부르기도 한다. 연구마다 차이는 있지만 안드로겐탈모증 환자의 50% 정도가 가족력이 있다. 가족력이 있는 경

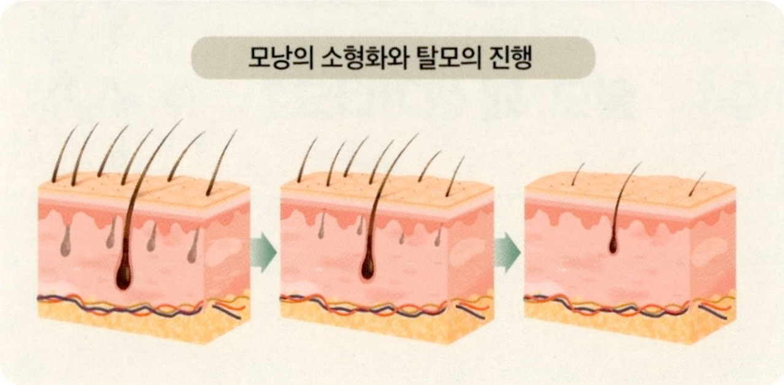

우, 특히 부모 양쪽 모두 가족력이 있는 경우 탈모가 더 이른 나이에 시작되고 그 정도도 더 심할 수 있다.

성염색체 중 하나인 X염색체에 안드로겐수용체가 위치하고 있으며, 그 외에도 다양한 상염색체에 안드로겐탈모증과 관련한 유전자가 있는 것으로 보고되었다. 남성의 경우 X염색체는 어머니 쪽에서 받고, 상염색체는 어머니와 아버지 양쪽에서 하나씩 받게 되므로 부모 어느 쪽이든 탈모의 가족력이 있다면 영향이 있을 수 있다. 특히 안드로겐 탈모증은 우성 유전되는 것으로 보인다. 이는 탈모 유전자와 탈모 아닌 유전자가 만났을 때 탈모 유전자가 이긴다(발현된다)는 뜻으로, 부모 중 한 명이라도 가족력이 있으면 자녀가 그 영향을 받게 된다. 하지만 탈모 유전자를 받았다고 해서 모두 탈모가 생기는 것은 아니다. 5장에서 더 자세히 다루겠지만 생활 습관, 식이 습관 등 환경적인 요인에 따라 탈모의 정도는 사람마다 달라질 수 있다. 이렇게 여러 유전자와 환경적인 요인이 함께 작용하여 질환이 발현되는 양식을 다인자성 유전이라고 한다.

모낭도 늙는다

출생 후 모낭은 다시 만들어지지 않으며 우리는 가지고 태어난 모낭들로 평생을 살아간다. 즉, 사람이 나이가 들면서 모낭도 같이 늙는다. 모낭이 노화되면 기능이 떨어지고 탈모가 진행된다. 따라서 노화를 촉진하는 모든 것은 탈모를 가속화할 수 있고, 반대로 노화를 늦추는 모든 것은 탈모의 진행을 완화하는 데 도움이 될 수 있다. “암도 고치는 시대에 왜 탈모를 못 고치나요?”라는 질문을 많이 받지만, 탈모는 노화 현상 중 하나이다. 탈모를 완벽하게 치료하려면 궁극적으로는 늙지 않게 하는 방법, 즉 불로장생의 비밀을 알아내야 한다. 그래서 탈모 치료가 어려운 것이다.

머리카락 빠지게 하는 호르몬, 안드로겐

병명에서도 알 수 있듯, 안드로겐탈모증의 주요 원인 중 하나는 ‘안드로겐’이다. 안드로겐은 남성호르몬을 총칭하는 말

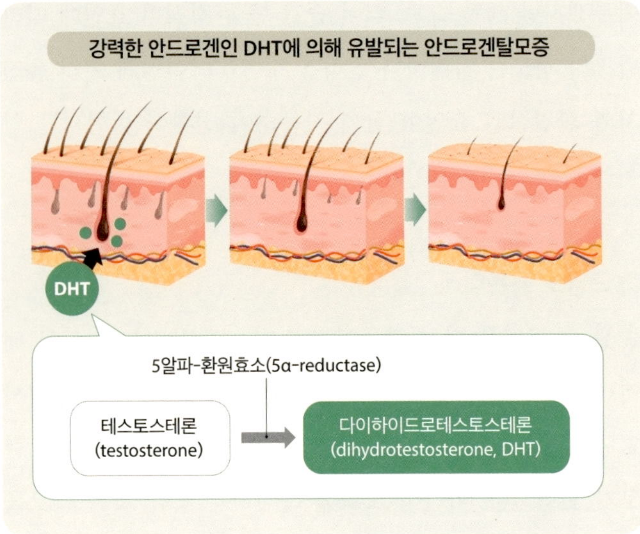

이다. 분비된 안드로겐은 세포의 안드로겐수용체에 결합하여 효과를 발휘한다. 우리 몸에는 여러 형태의 안드로겐이 있는데, 이러한 안드로겐들은 여러 가지 효소에 의해 그 형태가 상호 변환된다. 안드로겐 중에서도 테스토스테론(testosterone)과 다이하이드로테스토스테론(dihydrotestosterone, DHT; 앞으로 이 호르몬은 DHT라고 부르겠다)은 강력한 안드로겐으로 구분되며, DHT는 테스토스테론에 비해서도 안드로겐 수용체와 결합력이 강해 안드로겐탈모증의 병인에 가장 중요한 역할을 한다. 모낭에 존재하는 효소인 5알파-환원효소(5α-reductase)

가 테스토스테론을 더 강력한 안드로겐인 DHT로 전환시킨다. 안드로겐탈모증 환자에서 DHT는 머리카락 모낭의 모유두(dermal papilla)에 작용하여 모유두에서 모발 성장을 억제하는 물질을 분비하게 하고, 이로 인해 머리카락이 가늘어지게 된다.

탈모가 특정한 모양으로 나타나는 이유

안드로겐탈모증 환자의 경우 앞머리 라인과 정수리의 머리카락은 탈모 초기부터 가늘어지지만 머리 뒤쪽과 옆쪽에는 탈모가 잘 생기지 않는다. 마찬가지로 턱수염, 겨드랑이 등에서도 탈모가 잘 일어나지 않는다. 대머리이면서 턱수염은 수북한 남성형탈모증의 전형적인 모습을 떠올려 보라. 왜 어떤 부위는 탈모가 잘 생기고 어떤 부위는 그렇지 않은 것일까?

이 차이는 안드로겐의 작용 방식에서 비롯된다. 안드로겐은 남성에게서 사춘기 이후 증가하여 이차성징을 나타낸다. 안드로겐은 탈모부 두피의 모낭에서는 모발 성장을 억제하는 쪽으로 작용하여 탈모를 유발하지만, 반대로 턱수염과 겨드랑이의 모낭에서는 모발 성장을 촉진하는 쪽으로 작용한다. 안드로겐의 영향으로 턱수염, 겨드랑이 등의

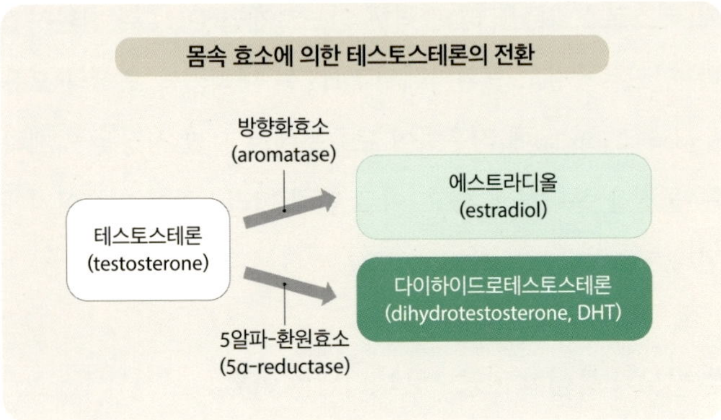

모발이 굵고 길어지며 아이의 모습에서 성숙한 성인의 모습으로 바뀌게 되는 것이다. 이러한 역할 때문에 안드로겐을 '사춘기 호르몬'이라고 부르기도 한다.

탈모가 일찍 시작되는 앞머리와 정수리 부위의 두피는 탈모가 잘 진행되지 않는 뒤쪽 두피에 비해 안드로겐 수용체가 더 많이 분포하고, 5알파-환원효소의 활성도 역시 더 높다. 따라서 앞머리와 정수리 부위는 안드로겐의 영향을 많이 받아 탈모가 더 빠르고 심하게 진행되는 반면, 뒤쪽 부위는 늦게까지 탈모가 일어나지 않을 수 있다.

한편, 여성형탈모증에서는 남성형탈모증에서와 달리 이마와 앞머리 쪽 모발의 경계선이 뒤로 밀리지 않고 유지된다. 왜 그럴까? 앞서 테스토스테론이 5알파-환원효소에 의해 더 강력한 안드로겐인 DHT로 전환된다고 했다. 여성에서는 남성에 비해 이마 헤어라인 부위의 두피에서 방향화효소(aromatase)의 활성도가 높은데, 이 방향화효소가 테스토스테론을 여성호르몬인 에스트로겐으로 전환시키는 역할을 한다. 즉, 여성의 경우 테스토스테론이 탈모를 유발하는 DHT로 변환되는 비율이 낮아 이마 헤어라인이 늦게까지 밀리지 않고 잘 유지될 수 있다.

안드로겐만으로는 설명이 안 되는 안드로겐탈모증

안드로겐이 안드로겐탈모증에 큰 영향을 미치는 것은 분명하다. 하지만, 안드로겐만으로는 설명할 수 없는 안드로겐탈모증도 많다. 특히 여성형탈모증이 그러하다. 대다수의 여성형탈모증 환자는 여드름, 다모증, 불규칙한 월경 등의 안드로겐과잉증(hyperandrogenism)의 징후가 없으며 혈중 안드로겐 수치의 증가도 나타나지 않는다. 또 안드로겐탈모증을 일으키는 DHT의 생성을 차단하는 치료제가 남성형탈모증에서는 효과가 좋은 반면 여성형탈모증 환자에서는 효과가 떨어지거나 전혀 효과가 없는 경우도 많다. 결정적으로 환자가 가진 다른 질병적인 이유로 안드로겐 호르몬이 작용할 수 없거나, 체내에 작용할 수 있는 안드로겐이 없는데도 여성형탈모증이 생기기도 한다. 이러한 이유로 여성형탈모증에서는 안드로겐 외에도 아직 알려지지 않은 다양한 요인이 관여할 것으로 보이며, 산화 스트레스(oxidative stress), 환경적 요인, 미세 염증(micro-inflammation), 프로스타글란딘(prostaglandin), 영양학적 결핍 등 다양한 방면에서 연구가 진행되고 있다.

05 다 조상님 때문이라고? 내 탓도 있다!

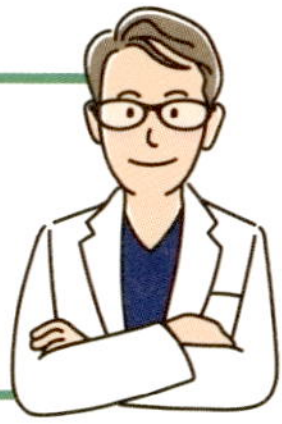

쌍둥이라도 탈모는 다르게 발생한다

유전자가 완전히 같은 일란성 쌍둥이라면 탈모도 똑같이 발생할까? 이와 관련된 흥미로운 연구가 있다. 2009년부터 2011년까지 미국에서 시행된 한 연구는 98쌍의 일란성 쌍둥이에게서 탈모증의 정도와 다양한 환경 요인의 관련성을 분석했다. 그 결과 흥미롭게도 일란성 쌍둥이끼리도 탈모의 심한 정도가 달랐는데, 탈모가 심한 쪽은 흡연, 스트레스, 수면 및 운동 부족, 자외선 노출 등이 더 많았다. 다른 연구에서도 비슷하게 수면 부족과 수면의 질 저하, 음주, 지나친 육식, 인스턴트식품 섭취 등이 안드로겐탈모증 환자의 중증도와 관계가 있음이 나타났다.

같은 맥락에서 대사증후군(metabolic syndrome)이 탈모와

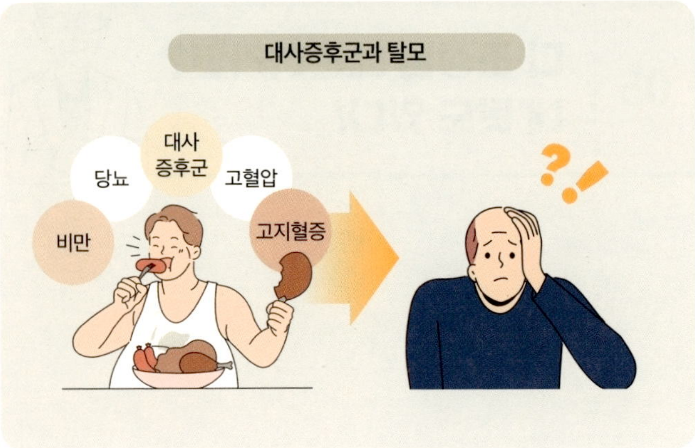

관련이 있다는 연구 결과도 있다. 대사증후군은 복부 비만, 고혈압, 고혈당(인슐린 저항성), 혈중지질이상 등의 여러 가지 이상 소견이 한꺼번에 나타나는 것을 말한다. 대사증후군은 당뇨, 고혈압, 심장병, 뇌졸중 외에도 만성 콩팥병과 각종 암의 위험을 증가시켜 '만병의 근원'이라 불린다. 이러한 질환들은 비만, 잘못된 생활 습관과 밀접한 연관이 있기 때문에 '생활습관병'이라고 불리기도 한다(과거에는 '성인병'으로 불렸다). 아직까지 논란이 있지만, 대사증후군과 안드로겐탈모증의 관련성을 보고하는 연구가 꾸준히 이어지고 있다.

정리하면, 같은 유전자를 가졌어도 생활 습관, 식습관 등에 따라 탈모의 정도와 진행 속도가 달라질 수 있다.

산화 스트레스와 탈모

우리는 산소 없이 살 수 없다. 산소는 우리 몸속 세포의 다양한 대사 과정에 이용되고 그중 일부는 활성 산소라는 불안정한 상태로 존재한다. 적당한 양의 활성 산소는 세포의 성장 및 분열에 관여하고 외부 균의 감염을 막아내는 등 긍정적인 작용을 하지만, 활성 산소가 너무 많아지면 유전자를 손상시키고 세포 구조를 망가뜨리는 등 오히려 해로운 영향을 끼친다. 이렇게 활성 산소가 많아져 인체에 나쁜 영향을 주는 상태를 '산화 스트레스'라고 한다.

우리 몸은 활성 산소를 처리하기 위한 항산화 시스템을 갖추고 있다. 그런데 나이가 들면서 세포 대사의 효율이 떨어져 활성 산소가 더 많이 발생하고, 항산화 시스템의 효율도 떨어져 산화 스트레스가 증가하게 된다. 산화 스트레스는 노화의 주요한 원인 중 하나이다. 노화 현상의 하나인 탈모도 산화 스트레스와 관련이 있다. 안드로겐탈모증 환자에서 탈모가 발생한 부위와 그렇지 않은 부위의 모낭 세포를 비교했을 때, 탈모 부위에서 모낭 세포의 성장이 더 느리고 산화 스트레스, 노화, 유전자 손상이 더 크다는 것이 확인되었다.

그렇다면 무엇이 산화 스트레스를 증가시킬까? 앞에

서 소개한 일란성 쌍둥이 연구에서 탈모에 영향을 주는 것으로 확인된 것들이 산화 스트레스를 증가시키는 대표적인 요인이다. 흡연, 비만, 지나친 육식, 기름진 음식, 스트레스, 수면 부족 및 수면의 질 저하, 운동 부족 등 다양하다. 잘못된 생활 습관으로 인한 비만, 고혈압, 당뇨, 이상지질혈증 등 대사증후군도 산화 스트레스와 밀접한 연관이 있는 것으로 밝혀졌다.

언제까지 물려받은 탈모 유전자 탓만 할 것인가? 탈모에는 내 탓도 있다.

머리카락을 지키는 생활 습관

그렇다면 머리카락을 지키기 위해 어떻게 생활해야 할까?

첫째, 절대 금연한다

담배 속 니코틴은 말초 모세혈관을 수축시켜 모낭에 산소와 영양분을 원활하게 공급하지 못하게 하며, 체내 염증 물질과 활성 산소를 증가시킨다. 따라서 절대 금연해야 한다. 간접흡연도 좋지 않다. 한편 술은 담배만큼은 나쁘지 않은 듯하지만 과음은 역시 좋지 않다. 음주량에 비례하여 탈모 발생률이 올라간다는 보고도 있다. 알코올은 수분 손실을

머리카락을 지키는 생활 습관

1. 절대 금연한다.
2. 적절한 체중을 유지한다.
3. 규칙적으로 균형 잡힌 식사를 한다.
4. 하루 7~8시간 충분한 수면을 취한다.
5. 스트레스를 적절하게 관리한다.
6. 규칙적으로 운동한다.
7. 만성 질환을 잘 관리한다.

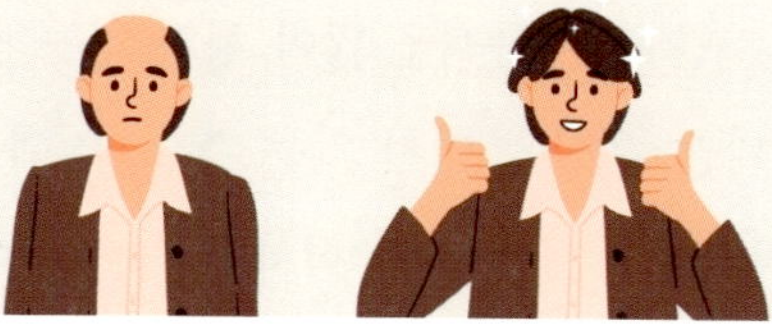

부르고 피지 분비를 촉진하여 두피에 염증을 유발함으로써 탈모에 악영향을 줄 수 있다.

둘째, 적절한 체중을 유지한다

비만으로 인해 체내에 지방이 과도하게 축적되면 염증 물질의 분비가 증가하고, 이에 따라 산화 스트레스도 증가한다.

이는 모발의 성장을 억제하는 방향으로 작용하므로 표준 체중을 유지하는 것이 좋다. 하지만 극단적인 다이어트 역시 좋지 않다. 굶거나 원푸드 다이어트를 하는 등 무리하게 살을 빼면 모발 성장에 필수적인 단백질, 철분, 미네랄 등의 영양소 공급이 부족하게 되어 탈모로 이어질 수 있기 때문이다. 균형 잡힌 식사와 적절한 운동을 통해 본인의 키에 맞는 건강한 체중을 유지하는 것이 중요하다.

셋째, 규칙적으로 균형 잡힌 식사를 한다

탈모 치료를 위해 무엇을 먹어야 하는지 고민하는 환자들이 많다. 하지만 좋은 음식을 많이 챙겨 먹는 것보다 더 중요한 것은 나쁜 음식을 먹지 않는 것이다. 과식과 폭식을 삼가고 규칙적으로 균형 잡힌 식사를 하는 것이 가장 중요하다. 기름진 음식과 과도한 육식은 줄이는 것이 좋다. 이는 혈관에 기름이 끼게 하여 모낭에 필요한 산소와 영양 공급을 방해한다. 짠 음식도 좋지 않다. 인스턴트식품은 고열량, 고지방, 고염분인 경우가 많아 섭취를 줄이는 것이 바람직하다.

이러한 기본적인 식습관을 먼저 지키고 나서, 탈모에 좋은 것을 더 챙겨 먹고 싶다면 콩과 녹황색 채소 등을 추천한다. 콩에는 식물성 단백질이 풍부하고, 이소플라본(isoflavone)이라는 여성호르몬 유사 물질이 들어 있다. 여성호르몬은 탈모를 예방하는 효과가 있다. 또 폴리페놀(polyphenol)과 같은 항산화 성분도 도움이 된다. 녹황색 채소는 비타민과 미네랄이 풍부하고 항산화 성분이 많이 함유되어 있어 탈모 예방에 좋다.

넷째, 하루 7~8시간 충분한 수면을 취한다

'잠을 안 자면 키가 안 큰다'는 이야기를 한 번쯤 들어 보았을 것이다. 성장호르몬 총분비량의 75~80%가 숙면 중에 분비되기 때문에 그런 말이 나온 것인데, 성장호르몬은 모발의 성장에도 중요한 역할을 한다. 과거에는 밤 10시부터 새벽 2시 사이에 성장호르몬이 가장 많이 분비되므로 일찍 자야 한다는 이야기도 있었는데, 최근에는 잠이 드는 시간 자체보다는 수면의 질이 더 중요하다는 쪽으로 의견이 모아지고 있다. 불규칙한 수면은 수면의 질을 떨어뜨릴 수 있어 규칙적으로 자고 일어나는 것이 좋다. 또한 수면이 중요하다고 해서 지나치게 오래 자는 것은 오히려 수면의 질을 떨어뜨릴 수 있다. 성인의 경우 하루 7~8시간의 수면이 적절하다.

다섯째, 스트레스를 적절하게 관리한다

스트레스는 코르티솔(cortisol) 호르몬의 분비를 증가시키며, 이는 모낭의 휴지기를 길게 하고 성장기로의 재진입을 어렵게 한다. 또한 스트레스는 탈모에 악영향을 끼치는 체내 염증과 남성호르몬도 증가시키는 것으로 알려져 있다.

여섯째, 규칙적으로 운동한다

운동은 혈류 순환을 개선하여 모낭에 산소와 영양이 원활하게 공급되도록 하며, 체중과 스트레스 조절에도 도움이 된다. 한편 운동이 남성호르몬 수치를 높여 안드로겐탈모증을 악화시킬 수 있다는 속설도 있다. 정말일까? 고강도 운동이 남성호르몬 수치를 높인다는 연구 결과는 있으나, 증가한 남성호르몬이 실제로 탈모에 악영향을 미치는지에 대한 근거는 부족하다. 반대로 운동의 종류에 상관없이 하루 60분 이상 운동을 하니 안드로겐탈모증의 진행이 늦춰졌다는 연구가 있고, 일란성 쌍둥이 중 운동이 부족한 쪽에서 탈모가 더 빨리 진행되는 것을 보여 준 연구도 있다. 현재까지의 연구 결과로는 운동이 탈모에 미치는 긍정적인 영향이 더 많은 것으로 보인다. 물론 무리한 운동은 모낭으로의 영양 공급을 방해하고 스트레스를 증가시키는 등 탈모에 악영향을 줄 수 있으니 무리한 고강도 운동보다는 즐겁게 꾸준히 할 수 있는 운동을 권한다.

일곱째, 만성 질환을 잘 관리한다

비만, 고혈압, 당뇨, 이상지질혈증 등의 대사증후군과 탈모의 관련성은 꾸준히 보고되고 있다. 머리카락도 결국 우리 몸이 건강하고 컨디션이 좋을 때 잘 자라난다. 만성 질환을 앓고 있다면 이를 잘 관리하는 것이 머리카락을 지키기 위한 기본 원칙이다.

Memo

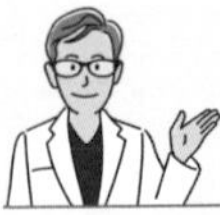

다낭성 난소 증후군과 탈모

탈모로 고민하는 여성이라면 다낭성 난소 증후군(polycystic ovarian syndrome, PCOS)에 대해서 한 번쯤 들어 보았을 것이다. 이 증후군은 초음파 검사를 실시했을 때 난소에 여러 개의 작은 낭종이 관찰되기 때문에 그와 같은 이름이 붙여졌다. 다낭성 난소 증후군 환자의 경우 체내의 안드로겐이 증가하여 배란이 저하되고 이로 인해 월경을 드물게 하거나 아예 하지 않게 된다.

체내 안드로겐이 증가하는 것을 안드로겐과잉증(hyperandrogenism)이라고 하는데, 안드로겐과잉증의 징후로 여드름, 다모증(턱수염, 콧수염, 음모 등 체모의 증가), 탈모(안드로겐탈모증), 불규칙한 월경 등의 증상이 나타날 수 있다.

다낭성 난소 증후군의 유병률은 우리나라 여성 10명 중 1명 정도로 비교적 흔한 편이다. 원인은 아직까지 정확하게 알려지지 않았으나, 비만, 인슐린 저항성과 같은 대사증후군과의 관련성이 잘 알려져 있다.

젊은 안드로겐탈모증 여성 환자에게 불규칙한 월경이나 심한 여드름, 다모증이 동반된 경우 다낭성 난소 증후군 여부를 확인하기 위해 산부인과 전문의와 상담하는 것이 좋다. 다낭성 난소 증후군에 대한 적절한 치료를 통해 동반된 탈모도 개

다낭성 난소 증후군

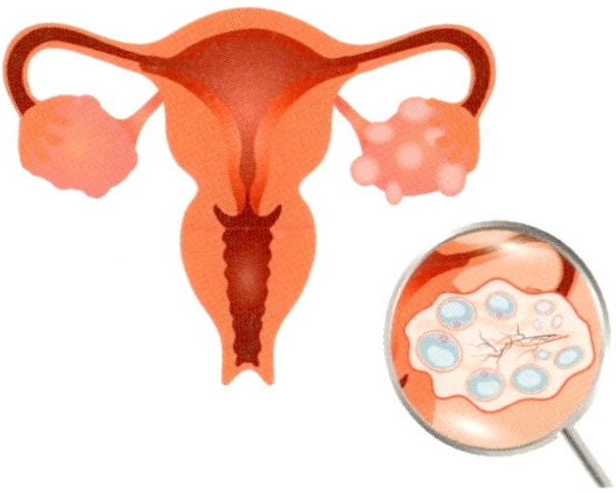

선될 수 있기 때문이다. 꼭 탈모 치료를 위해서가 아니더라도 다낭성 난소 증후군은 자궁내막암의 위험 증가, 난임 등으로 이어질 수 있고 비만, 당뇨, 고혈압, 고지혈증 등 만성 질환이 발생할 가능성도 높이기 때문에 반드시 적절한 관리가 필요하다.

Health

ALOPECIA

06 나도 탈모인가요?

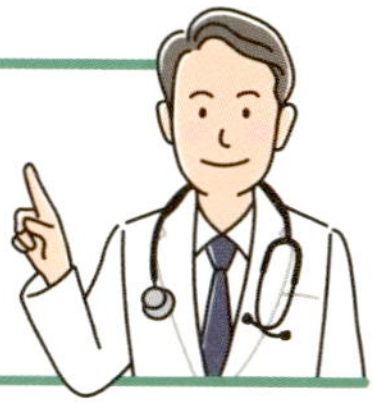

안드로겐탈모증은 머리카락이 점점 가늘어지는 것이 특징이다. 가르마가 넓어지고 머리카락이 가늘어져서 볼륨을 살리는 스타일링을 해도 잘 유지되지 않는 경우가 많다. 안드로겐탈모증은 머리카락이 점차 가늘어지다가 탈락되는 것이기 때문에 머리카락이 한 움큼씩 한 번에 확 빠져 버리는 증상은 드물지만, 휴지기에 있는 모낭의 비율이 증가하므로 머리카락이 빠지는 양이 이전보다 많아질 수 있다. 모낭 위쪽에는 피지샘이 달려 있는데, 탈모가 진행되면서 모낭은 작아지는 반면 피지샘은 커지고 피지 분비가 많아지기 때문에 두피와 머리카락이 기름져질 수 있다. 증가한 피지는 세균 번식을 증가시키고 염증 물질의 분비를 촉진하여 지루성 두피염 또는 모낭염을 유발한다. 이는 두피 가려

움증, 붉어짐, 비듬, 뾰루지, 통증 등의 증상으로 나타난다.

정밀한 탈모 진단 검사를 해주세요

환자들이 확실한 탈모 진단을 위해 더 정밀한 검사를 원하는 경우도 있다. 하지만 아직까지 안드로겐탈모증 여부를 한두 가지 검사로 명확하게 판단하는 방법은 없으며, 탈모 체크리스트 문항들과 함께 다양한 소견들을 종합적으로 고려하여 진단하게 된다. 안드로겐탈모증의 진단은 눈으로 보는 진찰이 가장 중요하다.

M자 탈모를 판단하는 방법 중 하나는 양쪽 귀를 머리띠 모양으로 이은 선과 M자로 파인 부분의 가장 깊은 피크 부위를 비교하는 것이다. 만약 귀를 이은 선과 M자의 피크 부위가 2~3cm 이내로 가까워졌다면 M자 탈모가 진행된 상태이다.

한편 M자가 충분히 진행되지 않은 초기 탈모나 선천적으로 이마라인이 M자인 경우에는 이러한 방법으로 탈모의 진행을 판단하는 것이 어려울 수 있다. 이 경우, 탈모 초기에 M자가 진행되면서 앞쪽에 머리카락 몇 가닥이 남아 있는 양상을 보일 수 있다. 이렇게 앞쪽에 머리카락 몇 가닥이 남아 있으면서 앞머리 라인은 그보다 더 뒤쪽으로 M

나도 탈모일까? 탈모 체크리스트

- □ 머리카락에 **힘이 없고** 부드러우며, 눈에 띄게 **가늘어졌다.**
- □ 머리카락에 **볼륨을 넣기가 어렵고**, 볼륨을 넣어도 금방 가라앉는다.
- □ 이마가 특히 **M자 모양**으로 점점 넓어진다.
- □ **정수리 부위** 두피가 점점 더 많이 보인다.
- □ **가르마가 점점 넓어지고** 두피가 많이 보인다.
- □ 두피 앞쪽과 뒤쪽 머리카락의 **굵기, 숱 차이**가 많이 난다.
- □ **빠지는 머리카락 양**이 평소보다 눈에 띄게 늘었다.
- □ 두피와 머리카락이 **기름지고 번들거려졌다.**
- □ 두피가 수시로 가렵고 **비듬, 뾰루지**가 많아졌다.
- □ **두피가 빨갛고** 따갑거나 누르면 아프다.
- □ 부모님, 조부모님, 외조부모님, 형제, 자매 중 **탈모가 있는 사람이 있다.**

4개 이상 해당된다면 병원을 찾아 피부과 전문의와 상의하도록 하자.

자가 진행된 경우에는 탈모가 진행 중인 것으로 판단한다.

앞머리 라인이 유지되는 여성형탈모증에서는 두피 앞쪽과 뒤쪽의 가르마를 갈라 비교해 보는 가르마 검사가 유용하다. 두피 위쪽이 뒤쪽에 비해 가르마가 확연히 넓고 머

M자형 탈모 진행 정도의 확인

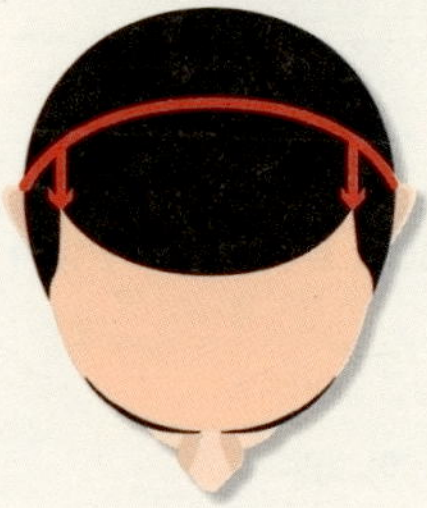

양쪽 귀를 머리띠 모양으로 이은 선과 M자로 파인 부분의 가장 깊은 피크 부위를 비교하여 판단한다.

모발확대경으로 관찰되는 다양한 굵기의 모발

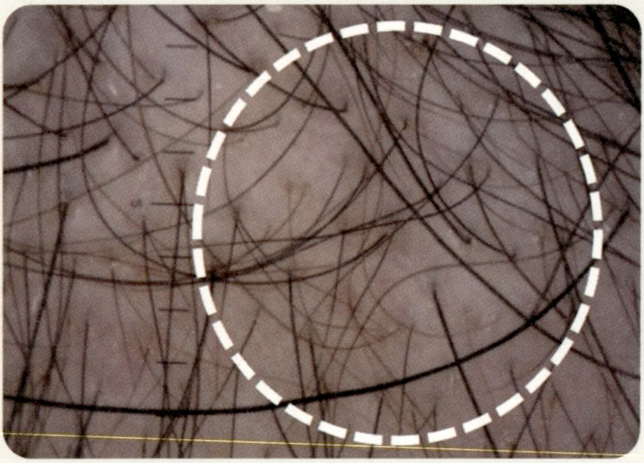

출처: 임재윤 외, 대한피부과학회지 2016;54(9):701.

리카락의 밀도와 굵기가 덜하다면 안드로겐탈모증으로 진단할 수 있다.

두피와 모발을 확대해서 보는 모발확대경(trichoscopy) 검사도 진단에 도움이 된다. 안드로겐탈모증은 머리카락이 점차 가늘어지는 질환이므로, 모발확대경에서 보이는 머리카락의 굵기가 일정하지 않고 다양한 굵기를 보인다면 안드로겐탈모증일 가능성이 높다.

한편 머리카락의 밀도와 굵기는 개인마다 타고난 차이가 크기 때문에, 특히 탈모 초기에는 명확한 진단이 어려울 수 있다. 이러한 경우에는 같은 각도, 조명에서 앞머리 라인과 두피 위쪽, 정수리 부위의 사진, 그리고 모발확대경 사진을 6개월 간격으로 촬영하여 변화의 정도를 확인하는 것이 도움이 된다.

안드로겐탈모증의 진단에 혈액 검사가 필수적이지는 않지만, 동반된 휴지기탈모증 등의 가능성을 확인하기 위해 철분, 비타민 D, 갑상선 수치 등을 혈액 검사를 통해 확인하기도 한다. 또한 심한 여드름, 다모증, 불규칙한 월경 등 안드로겐과잉증의 징후가 있는 여성의 경우에는 다낭성 난소 증후군의 가능성이 있어 산부인과 전문의의 진료와 호르몬 검사, 난소 초음파 검사가 필요할 수 있다.

Health

ALOPECIA

07 머리카락을 자라게 하는 혈압약

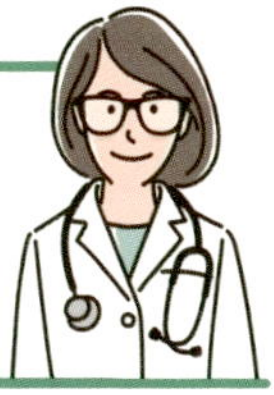

바르는 미녹시딜의 탄생

미녹시딜은 원래 고혈압 치료제로 개발된 약물이다. 그런데 미녹시딜을 투약한 환자에게서 털이 많이 자라는 약물 부작용이 흔하게 나타났고, 이에 착안하여 탈모 치료제로 개발하게 되었다. 미녹시딜은 1988년 처음으로 남성형탈모증 치료에 대해 미국 식품의약국(FDA)에서 승인을 받았고 이후 여성형탈모증에도 승인을 받아 현재까지 널리 쓰이고 있다. 미녹시딜은 혈관을 확장시켜 모낭으로 가는 산소와 영양분 공급을 원활하게 하고, 머리카락을 자라게 하는 성장 인자를 촉진한다. 남성형탈모증에는 5% 미녹시딜을 아침, 저녁 하루 두 번 바르는 용법이 추천되며, 여성형탈모증에는 3% 미녹시딜을 하루 두 번 바르거나, 최근에는 5% 미

여성형탈모증 환자에게 나타난 미녹시딜의 효과

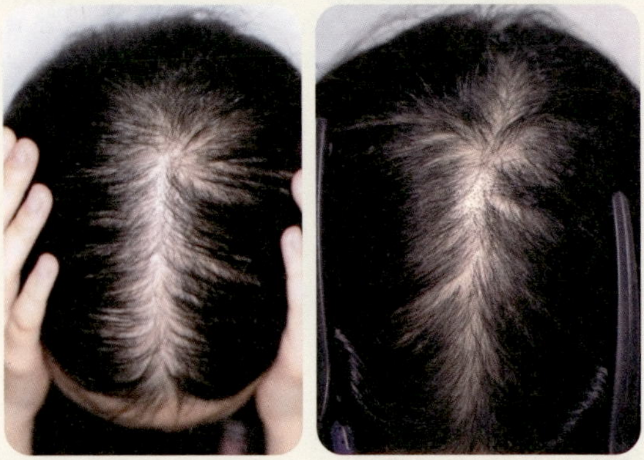

| 여성형탈모증 환자가 3% 미녹시딜 용액을 하루 두 번씩 2년간 도포한 후 호전된 양상

출처: 우영준 외, 대한피부과학회지 2017;55(1):53.

녹시딜을 하루 한 번 바르는 용법이 추천되고 있다. 남성형 탈모증에는 미녹시딜보다 8장에서 알아볼 5알파-환원효소 억제제(5α-reductase inhibitor)의 효과가 더 좋기 때문에 미녹시딜은 주로 보조적인 치료로 이용되며, 초기 탈모의 경우 또는 환자가 약 복용을 꺼리거나 복용이 어려운 경우 선택한다. 반면 여성형탈모증에서는 바르는 미녹시딜이 일차적인 치료로 고려된다.

⊕ 발랐더니 머리가 더 빠져요

바르는 미녹시딜 사용 전에 환자들이 많이 걱정하는 부작용은 쉐딩(shedding) 현상이다. 쉐딩 현상은 미녹시딜 도포 시작 후 약 1~2개월 이내에 일시적으로 모발이 갑자기 많이 빠지는 것으로, 약 18%의 환자에서 나타날 수 있다. 탈모 치료하려고 탈모약을 발랐는데 머리가 더 빠지다니! 하지만 쉐딩 현상은 탈모의 악화가 아니라, 어차피 빠지게 될 휴지기의 머리카락을 빨리 탈락시키고 새로운 성장기의 머리카락이 자라도록 하는 과정이다. 미녹시딜이 약효를 제대로 발휘하고 있다고 생각하면 된다. 따라서 쉐딩 현상에도 굴하지 말고 최소 6개월 이상 꾸준히 잘 도포하는 것이 중요하다.

하지만 실제 진료실에서는 쉐딩 현상을 겪는 환자들이 크게 좌절하여 치료를 중단하거나, 쉐딩 현상에 대한 염려로 아예 치료를 시작하지 못하는 경우를 종종 보게 된다. 쉐딩 현상이 걱정된다면, 미녹시딜을 권장량보다 더 적은 양부터 도포하기 시작하여 점차 용량을 늘려 가는 방법을 시도할 수 있다. 미녹시딜의 작용이 강할수록 쉐딩 현상이 심할 가능성이 더 높아지므로, 소량 도포로 시작해 점진적으로 용량을 늘려 간다면 쉐딩 현상을 완화하는 데 도움이 될 수 있다.

✚ 얼굴에 털이 나요

미녹시딜을 바른 뒤 가장 흔히 나타나는 부작용은 다모증이다. 바른 부위에만 털이 자라는 것이 아니라 이마, 인중, 팔다리 등 원치 않는 부위에 털이 증가할 수 있다. 다행히 미녹시딜 때문에 자라난 털은 미녹시딜을 중단한 뒤 1~6개월 정도면 사라진다. 다모증 발생 시 해결 방법은 미녹시딜의 농도를 낮은 것으로 바꾸거나, 바르는 횟수를 매일 두 번에서 한 번으로, 또는 이틀에 한 번으로 줄여 보는 것이다. 미녹시딜의 농도가 높아질수록 다모증 발생 가능성이 증가하므로, 미녹시딜의 농도를 줄이면 부작용 발생 가능성을 낮출 수 있다. 하지만 미녹시딜의 농도를 줄이거나 중단한다면 머리카락이 자라나는 효과도 줄어들거나 사라질 것이다. 따라서 머리카락이 자라는 효과를 포기하고 싶지 않다면 미녹시딜은 계속 바르면서 원치 않는 부위에 난 털은 제모하기를 권한다.

✚ 두피에 뾰루지가 나요

미녹시딜을 바른 부위에 국소적으로 가려움증, 붉어짐, 뾰루지 등이 발생할 수 있다. 이러한 국소 부작용의 원인은 미녹시딜 그 자체보다는 약 성분을 녹이기 위해 사용된 용매인 프로필렌글리콜(propylene glycol) 때문인 경우가 많다. 따라서 이러한 부작용이 발생한 경우 두피 증상이 호전될 때까지 1~2주 정도 사용을 중단하고, 해당 용매가 없는 미녹시딜 제품으로 교체하여 사용해 보는 것이 좋다. 만약 프로필렌글리콜이 없는 미녹시딜로 교체하여 사용했는데도 국소 부작용이 반복된다면 사용을 중단하고 다른 치료법을 고려하길 권한다.

장안의 화제, 먹는 미녹시딜

바르는 미녹시딜은 안드로겐탈모증에 대한 효과가 입증된 치료법이지만, 30~60% 정도의 환자는 만족스러운 효과를 보지 못한다. 또한 효과가 있는 경우에도 꾸준히 바르기가 어렵다. 이러한 문제를 개선할 방법으로 최근 제안되어 쓰이고 있는 것이 먹는 미녹시딜이다.

미녹시딜은 그 자체로 유효(효과가 있는) 약물 성분이 아니며, 모낭의 황산기전달효소(sulfotransferase)에 의해 유효 약물 성분으로 변환되어야 효과를 나타낼 수 있다. 따라서 모낭에서 이 효소가 잘 활성화되지 않는 사람은 미녹시딜

체내에서 일어나는 미녹시딜의 활성화

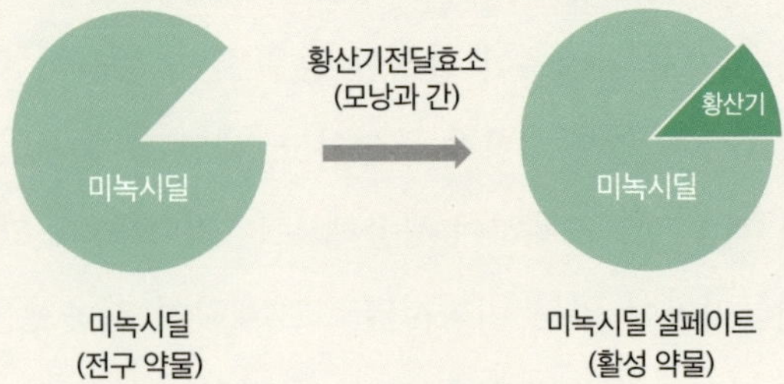

**바르는 미녹시딜에 먹는 미녹시딜 추가 후
증상이 호전된 여성형탈모증 환자의 사례**

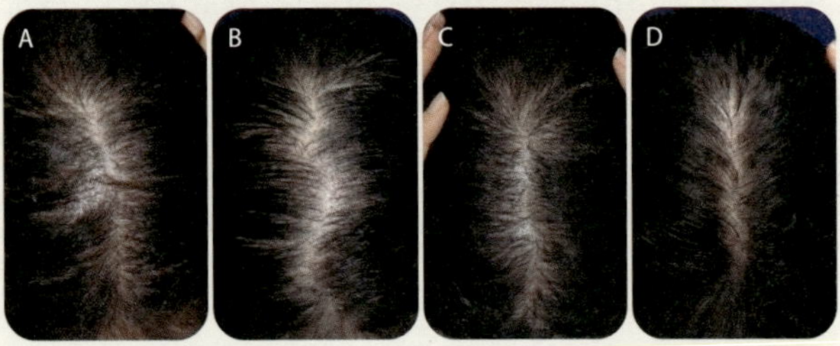

| A. 치료 시작 전, B. 바르는 미녹시딜과 판토텐산 복용 8개월 차,
C. 먹는 미녹시딜 추가 후 3개월 차, D. 먹는 미녹시딜 추가 후 6개월 차

출처: 김영범 외, 대한피부과학회지 2024;62(3):138.

의 효과가 떨어진다. 황산기전달효소는 모낭 외에 간에도 많이 존재하기 때문에 미녹시딜을 먹는다면 모낭의 효소 활성이 떨어지는 사람도 미녹시딜의 효과를 증가시킬 수 있다. 또한 먹는 미녹시딜과 바르는 미녹시딜을 같이 투약하면 그 효과를 최대화할 수 있다.

혈압약으로 사용되는 미녹시딜의 하루 용량이 40~100mg인 데 비해 탈모 치료에 있어서는 매우 저용량인 0.25~5mg의 미녹시딜도 충분한 효과가 있는 것으로 보고되었다. 실제 진료 현장에서는 5mg 미녹시딜 한 알을 1/4 또는 1/2로 조각 내어 각각 1.25mg, 2.5mg을 하루 한 번 투약하는 용법이 사용된다. 알약을 1/4조각보다 더 작게 자르는 것은 어렵기 때문에 용량을 더 줄이고자 할 때는 이틀에 한 번 복용하는 등으로 복용 간격을 늘리는 방법을 사용한다. 또한 미녹시딜은 식사가 약물의 흡수도에 영향을 미치지 않아 식사와 관계없이 복용할 수 있다.

저용량의 먹는 미녹시딜이 바르는 미녹시딜과 동등한 효과를 가지는 것을 보여 준 연구 결과가 여럿 발표되었다. 연구 결과에 따르면, 먹는 미녹시딜과 바르는 미녹시딜의 효과에 통계적인 차이는 없었으나, 필자가 임상 현장에서 느끼기에는 먹는 미녹시딜이 조금 더 효과가 있는 것 같다.

이는 바르는 미녹시딜의 경우 제대로 도포하지 않거나 꾸준히 사용하지 못하는 경우가 많기 때문인 듯하다.

먹는 미녹시딜, 안전한가요?

먹는 미녹시딜도 바르는 미녹시딜과 마찬가지로 다모증이 가장 흔한 부작용으로 15~20%의 환자에게서 보고된다. 다모증의 발생 빈도는 복용량을 높일수록 증가하는 경향이 있다. 쉐딩 현상도 바르는 미녹시딜과 비슷한 정도로 발생한다.

미녹시딜은 원래 혈압약으로 개발된 약인 만큼 심혈관계 부작용에 대한 염려가 있다. 고혈압 치료를 위해 미녹시딜을 고용량으로 복용하는 경우에는 심낭에 물이 차는 심낭삼출(pericardial effusion) 등의 위험성도 존재한다. 그렇다면 안드로겐탈모증 환자에게 쓰이는 저용량 미녹시딜은 어떨까? 안드로겐탈모증 치료에서는 고혈압 치료 용량의 30~40분의 1 이하로 투약한다. 저용량의 먹는 미녹시딜을 복용한 안드로겐탈모증 환자들에게서 심혈관계 부작용은 두근거림, 팔다리 등 말단 부위나 눈 주위의 부종, 기립성 저혈압, 어지러움 등이 보고되었고 그 외에 두통, 불면증 등이 있었다. 각각의 발생 빈도는 대부분 1~2% 미만으로 드물었고 대개 경증이었다. 따라서 저용량의 먹는 미녹시딜은 충분히 안전하게 시도해 볼 만한 치료 방법이다.

혈압약을 먹고 있는데 미녹시딜 먹어도 괜찮나요?

고혈압 치료를 위해 혈압약을 이미 복용 중인 경우 먹는 미녹시딜을 추가해도 괜찮을까? 저용량의 먹는 미녹시딜이 혈압 수치에 얼마만큼 영향을 미치는지 알아본 현재까지의 연구들에서는 수축기/이완기 혈압 모두 1~3mmHg 이내의 변화였으며 통계적으로 유의미한 차이는 없었다. 2024년 유럽에서 발표된 연구에 따르면, 한 가지 이상의 혈압약을 복용 중인 환자 254명에게 저용량의 먹는 미녹시딜을 추가했을 때 발생하는 부작용의 양상과 빈도가 혈압약을 먹지 않는 사람과 크게 다르지 않았다. 혈압약을 세 가지 이상 복용 중인 경우나, 독사조신(doxazocin)이라는 혈압약을 복용하는 경우에는 미녹시딜로 인해 부작용이 발생하여 복용을 중단하는 빈도가 약간 증가하는 경향이 있었다. 그러나 이 경우에도 심각한 부작용은 발생하지 않았다.

즉, 혈압약을 복용 중인 환자도 탈모 치료를 위해 저용량 미녹시딜을 충분히 투약해 볼 수 있다. 마찬가지로 혈압이 원래 낮은 사람도 심각한 저혈압이 아니라면 복용을 고려해 볼 수 있다. 다만 개인차가 있을 수 있으므로, 복용 전후 혈압을 측정하여 변화가 클 경우에 전문의와 상담하여 용량을 조정하는 등의 조치가 필요하다.

임신 중에 미녹시딜을 써도 괜찮나요?

미녹시딜은 임산부에 대한 약물 안정성 C 등급의 약물이다. C 등급은 동물 실험에서 태아에 유해한 영향이 확인되었지만 사람을 대상으로 한 연구는 없는 약물을 말한다. 따라서 임신 중에는 바르는 미녹시딜과 먹는 미녹시딜 모두 가급적 피하는 것이 권고된다. 또한 모유를 통해 아기에게 전달될 수 있으므로 수유 중에도 피할 것을 권한다. 임신을 준비 중인 경우에는 미녹시딜의 혈중 농도가 절반으로 떨어지는 데 걸리는 시간(약물 반감기)이 4시간 정도로 짧은 편이라, 임신을 시도할 때부터 끊으면 안전할 것으로 생각된다.

미녹시딜, 오래 사용해도 안전한가요?

바르는 미녹시딜의 경우 1988년 처음 허가된 이후로 현재까지 30년 이상 널리 사용되어 왔다. 먹는 미녹시딜의 경우 1970년 고혈압 치료제로 처음 허가되어 50년이 넘는 긴 역사를 가진 약인 만큼 어느 정도 안전성을 인정받았다고 할 수 있다. 다만 안드로겐탈모증을 치료하는 목적으로 먹는 미녹시딜이 쓰이기 시작한 것은 비교적 최근이기 때문에, 탈모증에서 먹는 미녹시딜의 장기간 사용에 대해 대규모로 시행된 연구는 아직 없다. 현재까지 발표된 연구 중에서는 최대 79개월까지 투약한 사례를 포함한 연구가 있었고, 해당 연구에서 심각한 부작용은 발견되지 않았다. 탈모증에서 저용량 미녹시딜의 장기간 사용에 대한 연구가 더 필요하나, 현재까지의 데이터를 고려할 때 수년 이상의 장기간 사용도 충분히 안전할 것으로 생각된다.

Health

ALOPECIA

08 탈모약의 대명사, 피나스테리드와 두타스테리드

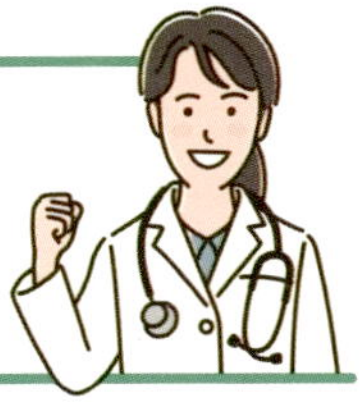

남성형탈모증의 구원자

안드로겐탈모증, 특히 남성형탈모증에서는 DHT가 탈모를 일으키는 중요한 요인이다(4장을 참고하자). 테스토스테론이 모낭의 5알파-환원효소에 의해 DHT로 전환되므로, 5알파-환원효소 억제제(5α-reductase inhibitor)를 사용하면 DHT로의 전환을 줄여 탈모가 개선될 수 있다.

5알파-환원효소에는 세 가지(1형, 2형, 3형)가 있는데, 그 중 2형 5알파-환원효소가 피부에서 DHT 전환의 80% 정도를 담당하고, 1형이 나머지 20%를 담당한다. 5알파-환원효소 억제제에는 피나스테리드(finasteride)와 두타스테리드(dutasteride)가 있다. 피나스테리드는 2형 효소만 억제하고, 두타스테리드는 1형과 2형 효소를 둘 다 억제한다. 피

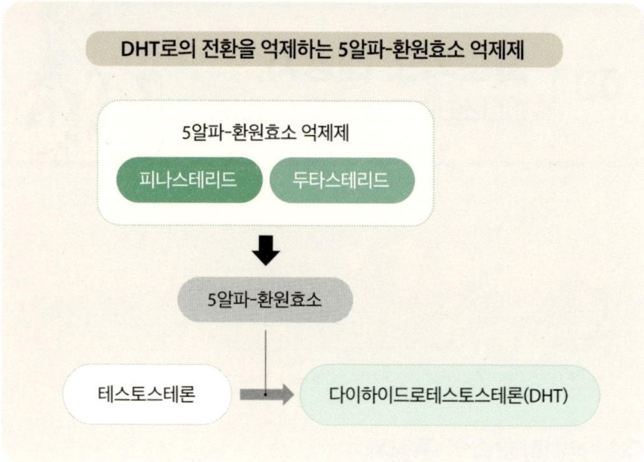

나스테리드 1mg, 두타스테리드 0.5mg을 하루 한 번 투약하는 것이 남성형탈모증의 치료로 권고되는 표준 용법으로, 최근 두타스테리드 0.2mg 저용량약도 허가되었다. 음식물이 약물의 흡수에 영향을 미치지 않아 식사와 관계없이 공복 또는 식후 언제든 복용할 수 있다. 5알파-환원효소 억제제는 남성형탈모증에서 효과가 우수하여 약 60~80%에서 탈모의 개선, 80~98%에서 탈모 진행을 억제하는 효과를 보인다. 즉, 약을 꾸준히 복용하기만 하면 적어도 탈모가 더 진행되는 것을 막을 수 있다. 또한 10년간 장기간 투약 시에도 이러한 효과가 잘 유지되는 것으로 알려졌다. 특히 정

남성형탈모증 환자에게 나타난 피나스테리드의 효과

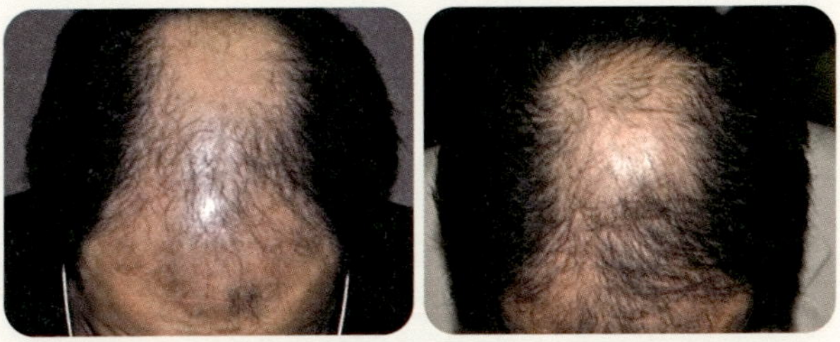

| 남성형탈모증 환자가 피나스테리드 1mg 복용 18개월 후 호전된 양상

출처: 이숙영 외, 대한피부과학회지 2017;55(2):147.

수리와 위쪽 부위에 효과가 좋은 편이고, 앞머리와 옆머리에 대한 치료 효과는 정수리보다 떨어진다.

여성형탈모증에서는 5알파-환원효소 억제제가 치료제로 허가되어 있지 않으며, 특히 임신을 고려하는 가임기 여성에게는 금기이다. 이는 남성 태아의 성기가 여성화되는 등의 기형 유발 위험성 때문이다. 폐경 전후 여성의 경우 그러한 염려가 없으므로 시도해 볼 수 있다. 하지만 여성형탈모증에서는 5알파-환원효소 억제제를 투약하더라도 남성형탈모증에 비해 상대적으로 효과가 떨어지는 것으로 알려져 있다. 또한 남성형탈모증에서처럼 피나스테리드 1mg으로는 효과가 없고 1.25~5mg 이상으로 더 많은 용량을 투약해야 효과를 볼 수 있다.

피나스테리드냐 두타스테리드냐

피나스테리드를 먹는 것이 좋을까 아니면 두타스테리드를 먹는 것이 좋을까? 정답은 없으며 개인마다 다르다. 피나스테리드는 2형 5알파-환원효소만 억제하고 두타스테리드는 1형과 2형 효소를 모두 억제한다. 효과는 두타스테리드가 조금 더 좋은 것으로 알려져 있다. 부작용의 경우 두 약제에 차이가 없다는 연구와 두타스테리드가 부작용이 조금 더 많다는 연구가 모두 있는데, 큰 차이는 아닌 것으로 생각된다. 10년 이상 장기간 복용에 대한 효과와 안전성 데이터는 아직까지 피나스테리드에 대해서만 있다. 약물 반감기의 경우 피나스테리드는 4~8시간인데 비해 두타스테리드는 4~5주로 길어, 두타스테리드가 체내에서 약물이 빠져나가는 데 더 오랜 시간이 걸린다. 부작용이 생겼을 때 몸에서 약물이 빠져나가는 데 걸리는 시간이 짧은 피나스테리드가 부작용 회복 면에서 조금 더 유리할 수 있다. 헌혈 금지 기간도 피나스테리드는 약물 복용 중단 후 1개월까지, 두타스테리드는 중단 후 6개월까지이다.

탈모의 중증도가 심하지 않고, 부작용의 가능성을 최소로 하며 단계적으로 치료하고 싶다면 피나스테리드 복용을 먼저 시작해 보자. 피나스테리드를 6~12개월 이상 복용한 후 효과가 만족스럽지 않다면 두타스테리드로 변경하는 것도 고려할 수 있다. 반면 앞머리 탈모가 심하거나 전반적으로 탈모의 중증도가 심하고, 또 약간의 부작용 발생 가능성을 감수하더라도 머리카락이 자라는 효과를 극대화하는 것이 더 중요하다면 처음부터 두타스테리드를 투약할 수도 있다.

✚ 성기능 부작용에 대한 오해와 진실

피나스테리드, 두타스테리드 복용과 관련하여 환자들이 가장 많이 걱정하는 부작용은 성욕 감퇴, 발기 부전과 같은 성기능 관련 부작용이다. 연구마다 약간의 차이가 있지만 성기능 부작용의 빈도는 1~2% 정도이다. 부작용이 발생한다면 대개 복용 시작 후 수개월 이내에 나타나고, 약물을 끊으면 대부분 정상으로 돌아온다. 또한 약물을 지속적으로 복용하더라도 부작용의 빈도가 증가하지는 않으며, 오히려 부작용의 정도가 심하지 않은 경우에는 약물 복용을 지속했을 때 부작용이 사라지기도 한다는 연구 결과도 있다.

성기능 부작용에 대해서는 아직까지도 많은 논쟁이 있다. 피험자가 피나스테리드와 가짜 약 중 무엇을 복용하는지 모르게 하고 비교한 연구들에서 부작용의 빈도는 진짜 약과 가짜 약 간에 통계적인 차이가 없었다. 일부 연구에서는 오히려 가짜 약에서 부작용의 빈도가 더 높기도 했다. 또한 흥미롭게도, 약 복용 전 성기능 부작용의 가능성에 대해 미리 설명을 듣지 못한 사람들에 비해 설명을 들은 사람들에게서 부작용의 빈도가 더 높았다는 연구도 있다. 이렇게 어떤 것이 해롭다는 암시나 믿음으로 인해 실제로는 해롭지 않은 약인데도 부작용이 유발되는 것을 '노시보(nocebo) 효과'라고 한다.

임신 준비 중에는 어떻게 하나요?

남성의 경우 탈모약의 영향을 두 가지로 나눠서 생각해 볼 수 있다. 첫 번째, 탈모약 복용이 임신 성공률에 영향을 미치는가? 피나스테리드와 두타스테리드 모두 정액 속 정자의 숫자와 운동성에는 크게 영향이 없으나 정액의 양 등에는 영향을 줄 수 있다. 정액을 구성하는 전립선액의 분비가 줄어들기 때문이다. 하지만 그 영향의 정도가 크지 않고, 또 약물을 중단하면 회복되는 것으로 알려져 있다. 두 번째, 탈모약 복용이 태아에 악영향을 미치는가? 남자가 피나스테리드나 두타스테리드를 장기간 복용하더라도 정액 속 약물의 농도가 너무 낮아서, 정액 속의 약물이 여성의 질을 통해 100% 흡수되더라도 태아에 기형을 일으킬 정도는 아니다. 종합하면, 일반적인 경우에는 임신과 남성의 탈모약 복용은 크게 상관이 없다. 다만 그래도 걱정이 된다거나 난임을 겪고 있다면 임신을 시도할 때 약물을 중단해 보는 것도 의미가 있겠다.

임신을 고려하는 가임기 여성에게는 피나스테리드와 두타스테리드 모두 금기이다. 남성 태아의 성기 형성에 문제를 일으켜 기형을 유발할 수 있기 때문이다. 약물 가루가 피부를 통해서 흡수될 수도 있으므로 가임기 여성은 이 또한 조심해야 한다. 하지만 요즘 약물은 코팅이 잘 되어 있어서 일부러 약물을 쪼개지 않는 이상 약물 가루를 만질 가능성은 별로 없다. 피나스테리드와 두타스테리드 모두 모유를 통해 아기에게 전달되는지에 대해서는 잘 알려진 바가 없어 모유 수유 중에는 금기이다.

탈모약과 브레인 포그(brain fog)

환자들이 탈모약을 복용한 후 머리에 마치 안개가 낀 듯한

피로감, 멍한 느낌, 우울감 등을 호소하는 경우가 있다. 이러한 정신적인 부작용의 경우 약물이 시판되기 전의 임상시험에서는 보고되지 않았었는데, 실제 진료 현장에서 쓰이기 시작한 후 보고되면서 약물 부작용에 추가되었다. 피나스테리드와 두타스테리드 모두 뇌-혈관 장벽을 통과하여 뇌로 전달될 수 있기 때문에 이론적으로 이러한 부작용이 발생할 가능성은 있지만, 아직까지 이에 대한 근거는 불충분하다. 이것이 실제 약물에 의한 부작용인지 노시보(nocebo) 효과인지는 논란의 여지가 있다.

학계에서는 이러한 부작용의 빈도가 높지 않으므로 탈모로 인한 사회적·심리적 고통을 고려하면 약물을 복용하는 것이 낫다는 의견이 지배적이다. 만약 탈모약 복용 후 브레인 포그 증상이 심하다면, 탈모약을 저녁 취침 전에 복용해 보는 것을 권한다. 혈중 약물 농도가 올라갈 때 잠에 든 상태가 되면 약물로 인한 정신적인 증상을 줄이는 데 도움이 될 것이다.

50세까지만 복용이 허가되어 있다는데…

5알파-환원효소 억제제는 심각한 부작용이 거의 없고 대체로 안전하다. 이 약물은 간에서 대사가 이루어지는데, 간 기능 또는 신장 기능에 문제가 있더라도 중증인 경우를 제외

하면 용량 조절 없이도 사용이 가능하다. 또한 다른 약물과의 상호작용도 많지 않아 다른 약물을 많이 복용하는 고령의 환자도 비교적 안전하게 복용 가능하다.

진료를 할 때 약물 허가 사항에 피나스테리드는 만 18~41세의 성인 남성, 두타스테리드는 만 18~50세의 성인 남성에게만 허가된 약물이라고 나와 있는데 복용해도 괜찮냐는 질문을 환자들에게서 받는 경우가 있다. 하지만 이는 이 약물을 허가받을 때 제출한 데이터에 해당 연령대 환자들의 데이터만 포함되었기 때문이지, 그 이상 연령의 환자에게 투여 시 위험하다는 이야기가 아니다. 5알파-환원효소 억제제는 탈모증에서보다 더 고용량으로 전립선비대증의 치료제로도 쓰이는데 전립선비대증 환자들은 탈모 환자에 비해 훨씬 더 고령인 경우가 많으며, 70세 이상의 고령자에게도 용량 조절 없이 투약 가능함이 알려져 있다.

전립선암에 대한 걱정

5알파-환원효소 억제제가 전립선암과 관련성이 있는지에 대해서도 걱정이 있었다. 연구 결과, 5알파-환원효소 억제제는 전립선암의 위험을 낮추는 긍정적인 효과가 있으나 전립선암 중에서도 악성도가 높은 암의 위험도는 높이는 것으로 보고되었다. 하지만 높은 악성도의 전립선암 자체가 매우 드물기 때문에 이 결과로 5알파-환원효소 억제제가 전립선암을 유발한다고 할 수는 없다. 아마도 5알파-환원효소 억제제에 의해 전반적으로 전립선암 발생은 줄어드나, 상대적으로 높은 악성도의 전립선암은 약제에 의해 억제되지 않아 악성 비율이 증가되는 현상으로 해석된다.

확실한 것은 5알파-환원효소 억제제를 복용하면 전립선 특이항원(prostate specific antigen, PSA) 수치가 40~50% 정도로 감소한다는 것이다. PSA는 전립선암을 확인하는 마커(marker)로, PSA 수치의 증가는 전립선암의 가능성을 시사한다. 탈모약 복용 시 이 수치가 절반 수준으로 감소하므로 전립선암이 발생하더라도 수치의 상승이 가려질 수 있다. 따라서 탈모약 복용 전 PSA 수치를 미리 검사해 두고, 투약 중 정기적으로 혈액 검사를 시행하여 측정된 PSA 수치에 두 배 정도를 곱하여 해석해야 한다.

유방암에 대한 걱정

5알파-환원효소 억제제가 유방암과 관련성이 있는지에 대해서도 걱정이 있다. 5알파-환원효소 억제제는 '이론적으로' 남성호르몬을 낮추고 상대적으로 여성호르몬의 효과를 높이며, 이는 '이론적으로' 유방암의 증가로 이어질 수 있다. 5알파-환원효소 억제제가 유방암의 위험성을 증가시키는지에 대해서는 그동안 연구마다 결과에 차이가 있었는데, 최근 그동안의 여러 연구 데이터를 모두 수집하여 분석한 메타분석 연구에서 5알파-환원효소 억제제의 복용이 남성의 유방암 위험을 증가시키지 않는다는 것이 확인되었다. 아쉽게도 여성을 대상으로 한 5알파-환원효소 억제제와 유방암의 위험성에 관한 연구 결과는 아직 없다. 남성에서의 결과로 미루어 보았을 때 여성에서도 그 위험성은 높지 않을 것으로 추정된다. 하지만 아직까지 명확한 결과가 없으므로, 유방암의 가족력이 있는 등 유방암 고위험군은 5알파-환원효소 억제제의 복용을 피하는 것이 안전할 것으로 생각된다.

바르는 피나스테리드

5알파-환원효소 억제제는 대체로 안전하게 복용할 수 있는 약이지만, 앞서 언급한 것처럼 여러 가지 전신적인 부작용에 대한 염려가 존재한다. 이러한 영향을 줄이기 위한 방법으로 최근 바르는 피나스테리드가 개발되었다.

남성형탈모증에서 0.25% 바르는 피나스테리드는 24주

차에 피나스테리드 하루 1mg 복용과 비슷한 효과를 보였으며 성기능 저하와 같은 전신 부작용은 더 적었다. 여성형 탈모증에서도 바르는 피나스테리드를 바르는 미녹시딜과 함께 사용했을 때 바르는 미녹시딜을 단독으로 사용한 쪽보다 더 많은 탈모 개선이 있는 것을 확인했다. 앞으로 5알파-환원효소 억제제 복용이 어렵거나 부작용의 가능성을 줄이고 싶은 환자에게 바르는 피나스테리드가 유용하게 쓰일 것으로 보인다.

한편 피나스테리드를 바른 두피를 가임기 여성이 만지게 되었을 때 태아 기형 발생에 대한 우려가 있을 수 있다. 논문으로 발표된 자료는 없으나 제조사 실험 데이터에 따르면, 바르는 피나스테리드를 두피에 도포하고 5분만 지나도 눈으로 보았을 때 남아 있는 약이 없었다. 마른 면봉으로 묻어나는 정도를 확인했을 때도 눈으로 보았을 때와 마찬가지로 5분 뒤 90% 이상의 약물이 이미 흡수되거나 건조되어 묻어나지 않았다. 따라서 약물을 바르고 나서 수분 이상 지난 상태라면, 가임기 여성이 약을 바른 두피를 만지더라도 큰 문제는 없을 것으로 추정된다.

09 빛으로도 탈모를 치료하는 세상

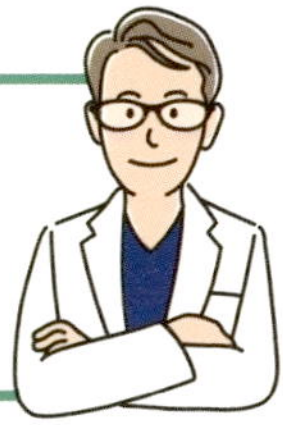

몇 년 전 한 연예인이 탈모를 관리한다며 빛이 나오는 모자를 착용하고 나와 화제가 된 적이 있었다. 해당 기계가 굉장히 고가인데도 불구하고 방송 이후 품절 현상이 빚어지기도 했다. 그런 관리법이 정말 효과가 있는 것일까?

저출력 광(레이저) 치료

빛을 쪼여서 탈모 치료를 시작한 것은 1967년으로 거슬러 올라간다. 당시 실험용 쥐에 694nm 파장의 저출력 빛을 쪼였을 때 털 성장이 촉진되는 것이 확인되었다. 이후 붉은 가시광선 또는 적외선 파장의 저출력 빛을 사용하여 탈모를 치료하는 연구가 시작되었다. 저출력 광(레이저) 치료(Low-level light/laser therapy)는 탈모 치료에 대한 효과와 안전성을 인정

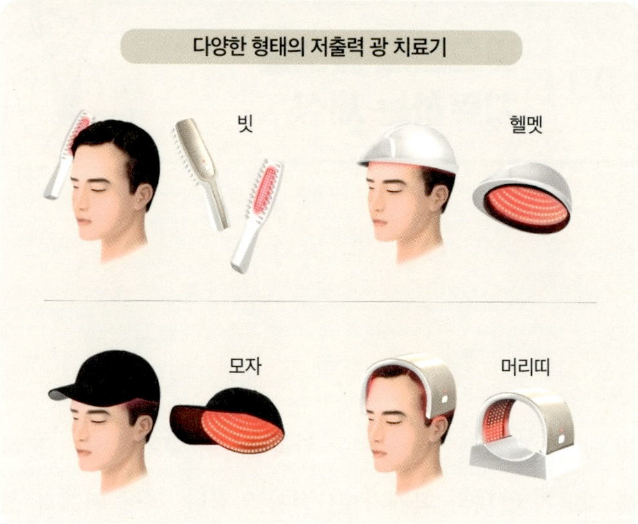

받아 2007년 남성형탈모증, 2011년 여성형탈모증 치료법으로 미국 식품의약국으로부터 승인을 받았다. 헬멧이나 모자, 머리띠처럼 쓰는 형태, 머리빗과 같은 형태 등 다양한 기계가 개발되었다. 600~1,100nm 파장의 3~90mW/cm^2 세기의 빛을 이용하며 기계마다 권장 시간과 횟수에 차이는 있지만, 한 번에 15~20분 정도로 주 3회, 6개월 이상 꾸준히 사용했을 때 바르는 미녹시딜 정도의 효과를 볼 수 있다. 부작용이 거의 없는 안전한 치료로, 약물 치료에 보조적으로 사용하거나 약물 치료가 어렵거나 꺼려지는 경우에 사용해 볼 수 있다.

✚ 빛이 어떻게 머리카락을 자라게 하나요?

세포 내에는 미토콘드리아라고 하는 세포 호흡 기관이 있다. 미토콘드리아는 세포에서 에너지를 만들어 내는 역할을 한다. 600~1,100nm 파장의 붉은 가시광선 또는 적외선 빛이 모낭 세포 안의 미토콘드리아에 작용하면 미토콘드리아의 에너지 생산이 활발해지고, 혈관을 확장시키는 물질이 분비되며, 이로 인해 세포 내 대사 활동이 활발해지고 모낭 세포의 활성화가 촉진된다. 또한 머리카락을 자라도록 하는 세포 내 신호가 활성화되어 모발 성장으로 이어질 것으로 추정된다.

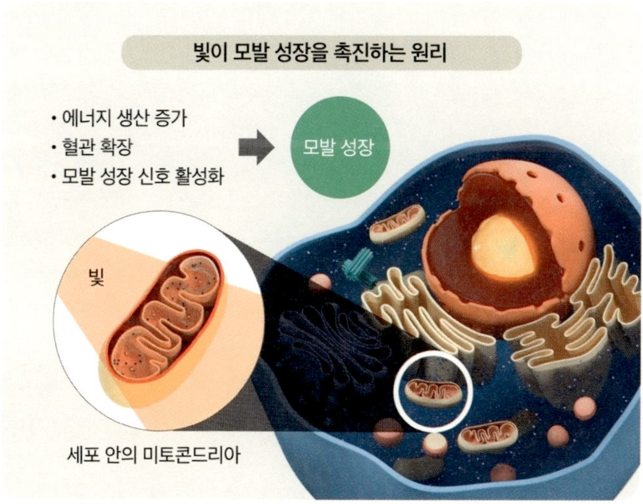
빛이 모발 성장을 촉진하는 원리
• 에너지 생산 증가
• 혈관 확장
• 모발 성장 신호 활성화
모발 성장
빛
세포 안의 미토콘드리아

Health

ALOPECIA

10 영양제를 먹으면 머리카락이 나나요?

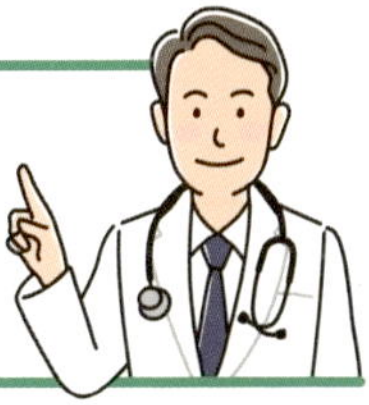

맹신은 금물

최근 모발 영양제에 대한 관심이 뜨겁다. 과연 탈모에 실제로 효과가 있을까? 미량영양소(micronutrients)는 단백질 합성이나 모낭 주기 등에 영향을 미쳐 안드로겐탈모증에도 역할을 할 가능성이 있지만, 아직까지는 그 근거 자료가 부족하고 주로 휴지기탈모증에 대해서 제한적으로 연구가 진행되었을 뿐이다. 필자는 탈모 치료에서 영양제는 마치 물을 막아 놓는 댐과 같은 것이라고 생각한다. 특정 영양제를 챙겨 먹는다고 해서 그것만으로 머리카락이 나는 것은 아니다. 댐에 아무런 문제가 없는데, 댐을 더 두껍게 쌓는다고 해서 댐이 저장하는 물이 많아지는 것은 아니듯이 말이다. 댐에 저장된 물의 양을 늘리기 위해서는 비가 오거나 추가적인 물 공급이 이루어져야 한다. 즉, 다른 약물적 치료가 필요하다. 그런데 만약 댐에 균열이 있다면 이야기가 달라진다. 댐에 한 군데라도 균열이 생기면 댐의 나머지 부분이 멀쩡해도 그쪽으로 물이 줄줄 샐 수 있다. 마찬가지로 특정 영양소가 결핍되면 그 때문에 탈모가 악화되거나 회복이 더뎌질 수 있다. 영양제를 먹는 것은 댐에 균열이 없게끔 보완해 주는 데 의미가 있다. 하지만 그 자체로 주된 치료법이 될 수는 없으므로, 영양제에만 의존하는 것은 바람직하지 않다.

맥주 공장 인부들의 머리카락이 유난히 풍성했던 이유

모발 영양제에 대해 찾아본 사람이라면 맥주효모에 대해 한 번쯤 들어보았을 것이다. 맥주효모가 대체 무엇이길래 탈모에 좋다는 걸까?

시중에 판매되고 있는 '맥주효모 복합제'에는 약용효모(medicinal yeast) 성분이 들어 있다. 이는 맥주를 생산하는 과정에서 얻어지는 사카로미세스 세레비시아(*Saccharomyces cerevisiae*)라는 효모를 건조한 분말로, 옛날 독일의 맥주 공장 인부들의 머리가 유난히 풍성하고 윤기가 난 데서 착안하여 개발되었다. 이 약용효모는 머리카락을 구성하는 단백질의 재료가 되는 아미노산을 다량 함유하고 있고, 모발과 손발톱 성장에 중요한 여러 종류의 비타민 B도 포함되어 있다. 맥주효모 복합제에는 약용효모와 별개로 시스틴(cystine), 케라틴(keratin), 판토텐산(pantothenic acid, vitamin B5), 티아민(thiamine, vitamin B1)도 들어 있다. 시스틴은 머리카락의 핵심 구성 성분인 케라틴 단백질을 이루는 주요 아미노산이다. 시스틴의 효과는 흥미롭게도 1960년대에 양을 대상으로 한 실험에서 먼저 확인되었는데, 양에게 시스틴을 다량으로 먹인 결과 양모(울) 생산이 증가했다고 한다.

안드로겐탈모증에 대해서는 맥주효모 복합제의 효과를 입증한 연구가 아직 없다. 다른 탈모증에 대한 연구만 일부 있어서, 휴지기탈모증에 쓰이면 성장기 모발을 증가시키고, 항암 치료 후 발생한 소아 탈모증의 경우 바르는 미녹시딜과 함께 맥주효모 복합제를 복용했을 때 머리카락이 더 굵어지는 것이 확인되었다. 안드로겐탈모증에서도 다른 치료제와 병행 시 일정 부분 도움을 줄 수 있을 것으로 기대된다.

비타민 D

비타민 D는 세포의 분화와 성장에 중요하며 면역 조절, 염증 완화 등 다양한 역할을 한다. 성장기 모낭에는 비타민 D 수용체의 발현이 증가하는데, 비타민 D가 모발 성장 주기에 영향을 미치는 것으로 보인다. 안드로겐탈모증뿐만 아니라 휴지기탈모증, 원형탈모증 등 다양한 탈모증 환자에서도 비타민 D 수치 감소가 보고된 바 있다.

그렇다면 부족한 비타민 D를 보충하면 탈모가 회복될까? 한 연구에서는 여성형탈모증 환자 45명 중 한 그룹은 바르는 미녹시딜과 함께 비타민 D를 복용하고, 다른 그룹은 미녹시딜만 바르거나 비타민 D만 복용하게 했다. 6개월 후 비타민 D 복용만 한 군에서는 탈모가 개선되지 않았고, 미녹시딜을 바른 두 그룹에서는 탈모가 개선되었다. 특히 비타민 D 복용까지 같이 한 그룹에서 탈모의 지표가 조금 더 개선된 것을 확인할 수 있었다.

실제 진료실에서 탈모 환자들의 비타민 D 수치가 정상보다 낮은 경우를 흔하게 접할 수 있다. 비타민 D 결핍 여부는 혈액 검사로 확인할 수 있는데, 비타민 D 결핍이라면 하루 4000~6000IU의 비타민 D를 3~4개월 정도 복용하는 것을 권고한다. 비타민 D 수치가 정상 범위로 회복된 후에는, 교과서적으로는 햇빛의 양이 적은 겨울이나 비타민 D 결핍이 우려되는 특수한 상황(65세 이상의 고령자, 입원 중인 환자, 임신 준비 중이거나 임신 · 수유 중인 여성, 골다공증 환자 등)인 경우에만 비타민 D를 하루 800~2000IU의 유지 용량으로 섭취하도록 권한다. 하지만 필자의 임상 경험에 따르면 우리나라 사람들은 비타민 D 수치가 낮은 경우가 흔하고, 정상 범위로 회복된 이후에도 다시 빠르게 결핍 상태로 돌아가는 경우가 많다. 따라서 수치가 회복된 후에도 유지 용량으로 비타민 D를 지속적으로 섭취하는 것이 바람직하다.

철분

철분의 결핍은 휴지기탈모증에 대해서는 잘 알려진 원인 중 하나이나, 안드로겐탈모증에서는 그 영향이 아직 확실하지 않다. 안드로겐탈모증 환자와 탈모가 없는 사람을 비교했을 때 안드로겐탈모증 환자의 철분 수치가 낮다는 보고도 있고, 차이가 없다는 보고도 있다. 여성형탈모증 환자 40명을 대상으로 한 소규모의 연구에서는 철분 수치가 40μg/L 이상인 사람이 철분 페리틴(ferritin) 수치가 40μg/L 미만인 사람보다 같은 탈모 치료 약제에 대한 효과가 더 좋은 것으로 나타나기도 했다. 근거는 약하지만 여성형탈모증 환자는 철분 수치를 40μg/L 이상으로 유지하도록 권고된다.

비오틴

비오틴(biotin)은 다른 말로 비타민 B7 또는 비타민 H라고 한다. 비오틴은 케라틴과 같은 단백질의 합성에 관여하기 때문에 모발과 손발톱 성장에 중요하다. 비오틴이 결핍되면 탈모가 유발될 수 있다. 하지만 비오틴은 매우 다양한 음식을 통해 섭취되고, 우리 몸속 장내 세균에 의해서도 하루 권장량 이상이 합성되기 때문에 실제로 우리 몸에서 비오틴이 결핍되는 경우는 매우 드물다. 안드로겐탈모증 치료를 위해 비오틴을 복용하는 것은 아직까지 근거가 부족하다.

다만 비오틴의 흡수도가 떨어져 결핍이 생길 수 있는데, 비오틴의 흡수도를 떨어뜨리는 위장관 질환이 있거나, 장내 세균을 망가뜨리는 항생제를 장기간 복용했거나, 비오틴 합성을 돕는 효소의 활성을 떨어뜨리는 약제, 예를 들어 이소트레티노인(isotretinoin)과 같은 여드름약이나 뇌전증약(간질약)을 복용 중인 경우 등이다. 이러한 경우에는 비오틴 보충이 도움이 될 수 있다.

오메가-3와 오메가-6

EPA(eicosapentaenoic acid), DHA(docosahexaenoic acid)와 같

은 오메가-3나 감마리놀렌산(gamma-linoleic acid)과 같은 오메가-6는 우리 몸에 꼭 필요하나 체내에서 합성이 불가능해 음식으로 섭취해야 하는 필수 불포화지방산이다. 적절한 섭취는 지질 수치를 개선하고 모낭으로 가는 혈액 순환을 도울 수 있다. 또 5알파-환원효소를 억제하고 모낭세포의 증식을 촉진한다는 가설도 있다. 아직 충분한 근거는 없지만, 경증의 여성형탈모증 환자 120명이 오메가-3, 오메가-6와 항산화제의 혼합제제를 6개월간 복용했을 때 복용하지 않은 군에 비해 탈모가 유의미하게 개선된 것을 보여주는 연구 결과가 있다.

유산균

유산균에 대해서는 2020년 우리나라 연구진이 김치와 청국장의 유산균이 남성형탈모증과 여성형탈모증에 매우 좋은 효과를 보인다는 것을 증명한 바 있다. 하지만 연구 대상자가 43명으로 매우 적었기 때문에 아직까지는 근거가 제한적이다. 유산균은 장내 유익균을 증식시켜 모발 성장에 필요한 영양소의 흡수를 촉진하고, 장내 세균에 의한 비타민 등의 미량영양소 합성도 증가시킴으로써 탈모증에 도움을 줄 것으로 추정된다. 또 유산균이 혈중 지질 수치를 개선시킨다는 보고가 있는데, 이것이 모낭으로 가는 혈액 순환도 촉진할 가능성이 있다.

아연

아연은 우리 몸에 꼭 필요하지만 체내에서 합성이 불가능해 음식으로 섭취해야 하는 필수 미네랄 중 하나이다. 아연이 부족하면 머리카락이 얇아지고 끊어지거나 휴지기탈모증이 생길 수 있다. 아연은 고기에 비해 채소를 통해 섭취할 때 흡수율이 낮기 때문에, 채식주의자는 아연 결핍 가능성이 더 높다. 안드로겐탈모증 환자가 탈모가 없는 사람보다 아연 수치가 낮다는 연구 결과가 있었으나 대상자 수가 그룹당 30명 내외로 적었고, 아연을 보충했을 때 안드로겐탈모증에 도움이 된다는 근거 역시 아직까지는 부족한 상황이다.

11 부작용이 걱정돼서 치료 시작을 못 하겠어요

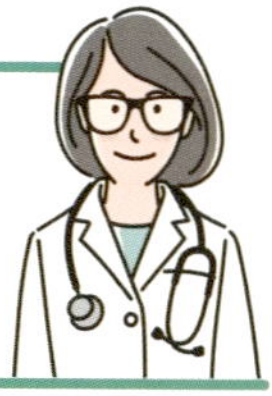

탈모 치료를 원하지만 부작용이 걱정돼서 망설이는 경우가 꽤 있다. 이런 환자들은 약물 치료가 아닌 영양제, 샴푸와 같은 두피 관리 제품 등을 먼저 시도해 보다가 탈모가 더 진행된 후에야 내원하기도 한다.

부작용이 없는 약물은 없다. 탈모 치료제 역시 부작용이 있을 수 있다. 7장과 8장에서 대표적인 탈모약인 미녹시딜과 5알파-환원효소 억제제의 부작용에 대해 상세히 알아보았다. 해당 내용을 정리해 보면, 탈모약 역시 부작용이 있을 수 있지만 그 빈도가 높지 않았고 중대한 부작용은 발생하지 않았다. 또 부작용은 복용 초기 수개월 내에 나타나는 경우가 많았으며, 복용 중단 시 대부분 사라졌다.

부작용이 두려워 약물 치료를 아예 포기하는 것이 맞

을까? 정답은 없다. 개인마다 생각의 차이가 있을 수 있다. 부작용을 절대 피하고 싶다면 복용하지 않는 것이 맞다. 하지만 탈모는 점점 진행되며, 탈모 치료에는 골든 타임이 있다. 탈모가 심하지 않을 때 치료를 시작한다면 정상에 가깝게 회복시킬 수 있지만, 탈모가 많이 진행된 상태에서 치료를 시작하면 한계가 있어 치료를 하더라도 여전히 만족스럽지 못할 것이다. 탈모의 조기 치료가 중요한 이유이다.

심하지 않을 때, 젊을 때 일찍 치료를 시작하여 좋은 상태를 가능하면 오랫동안 유지하는 것이 탈모 치료의 핵심이다. 부작용에 대한 걱정을 이해하지 못하는 것은 아니나, 생길지 생기지 않을지 모르는 부작용 때문에 탈모 치료의 기회를 아예 놓쳐 버리는 것은 안타까운 일이다. 모든 일에는 어느 정도 리스크가 따르기 마련이다. 리스크를 훨씬 넘어서는 이득이 예상된다면, 더군다나 지금이 가장 최적의 기회라면 한 번쯤은 도전해 보는 것이 맞지 않을까?

12 언제부터 치료를 시작해야 하나요?

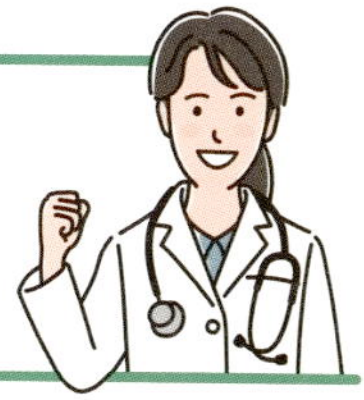

탈모 치료, 언제 시작해야 할까요?

모낭은 태어난 후에는 절대 새로 만들어지지 않고 점점 줄어들기만 한다. 팔다리가 새로 생기지 않듯 아직까지 모낭을 새롭게 만들어 내는 치료법은 없다. 현재의 치료법은 기능이 떨어진 모낭을 회복시키고 활성화하여 얇아진 머리카락을 다시 굵게, 그리고 길고 풍성하게 만드는 것이다. 따라서 모낭의 기능이 좀 더 멀쩡할 때, 가는 머리카락이라도 남아 있을 때, 가능한 한 빨리 치료를 시작하는 것이 좋다. 젊을 때 머리카락을 최대한 잘 관리하여 오래오래 보존하는 것이 탈모 치료의 핵심이다. 간혹 "나중에 심으면 돼"라며 치료를 미루는 분도 있다. 하지만 기억해야 한다. 모발이식도 내 머리카락의 위치만 옮겨 심는 것이다. 심을 머리가 남아 있어야 옮겨 심을 수 있다.

저는 이미 늦었나요?

안드로겐탈모증을 치료하지 않으면 어떻게 될까? 남성형 안드로겐탈모증에서 피나스테리드를 복용한 군과 복용하지 않은 군을 5년간 비교하여 관찰한 연구가 있다. 복용 후 1년이 지나면 피나스테리드 복용군에서는 머리카락 개수가 약 복용 전보다 약 10~15% 증가하고 5년이 지나서까지도 잘 유지되었다. 반면 피나스테리드를 복용하지 않은 군에서는 2년이 지나면 머리카락 개수가 5~10% 감소하고, 5년이 지나면 15~20%가 감소했다. 탈모는 계속해서 진행되기 때문에 시간이 지날수록 복용한 군과 복용하지 않은 군의 차이는 점점 더 커진다. 조금 늦었더라도 지금부터라도 탈모 치료를 시작한다면 5년, 10년이 지났을 때 그 결과에 분명히 큰 차이가 있을 것이다.

가족력이 있다면 예방 차원에서 치료를 일찍 시작해야 하나요?

안드로겐탈모증의 가족력이 있는 경우 명확한 탈모 증상이 없어도 예방적으로 일찍 치료를 시작해야 할까? 필자의 경우에는 예방적으로 치료하기보다는 지켜보라고 한다. 왜냐하면 5장에서도 다루었듯이 내가 탈모 유전자를 가지고 있다고 하더라도 그것이 얼마나 발현될지, 또 언제 발현될지는 알 수 없기 때문이다. 얼마나 잘 관리하느냐에 따라 결과가 달라질 수 있는 것이다. 탈모 가족력이 있다고 해서 무조건 치료를 시작하기보다, 평소 생활 습관을 올바르게 하면서 탈모가 시작되거나 진행되는지 조금 더 관심을 가지기를 권한다. 혼자서는 모발의 변화를 객관적으로 확인하기 어려울 수 있으므로, 정기적으로 피부과 전문의를 찾아 상태 변화를 확인하는 것도 좋은 방법이다.

Health+

ALOPECIA

13 약 먹으면 완치되겠죠?

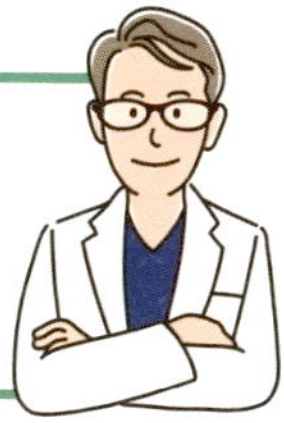

탈모 정복은 곧 노화 정복

"치료하면 머리카락이 나는 거죠? 약 먹으면 완치되겠죠?" 환자에게 이러한 질문을 받을 때마다 간절한 눈빛에 어떻게 답변해야 하나 난감할 때가 많다. 4장에서 다루었듯 탈모는 일종의 노화 현상이다. 암도 고치는데 왜 탈모를 못 고치냐고 할 수 있지만, 안타깝게도 인간은 아직 노화를 정복하지 못했다. 탈모를 치료할 때 꼭 기억해야 하는 것이 있다. 그 어떤 치료법도 내가 타고난 조건 이상으로 머리카락이 나게 할 수 없으며, 이미 진행된 노화를 완전히 되돌릴 수는 없다는 것이다. 다시 젊어질 수는 없는 노릇이다. 타고난 머리카락이 가늘고 밀도가 낮은 것은 어쩔 수 없다. 내가 가지고 있는 모낭 중 최대한 많은 수의 모낭이 최대한 활성화되도록 하는 것이 탈모 치료의 목표이다. 노화는 계속 진행되므로 완치도 없다. 탈모 역시 계속 진행될 것이므로 평생 관리가 필요하다.

완전히 정복하지는 못했지만, 여러 가지 약제의 도움으로 남성형탈모증의 치료 성적은 꽤 좋은 편이다. 5알파-환원효소 억제제는 남성형탈모증 환자 중 약 60~80%에서 탈모의 개선, 80~98%에서 탈모 진행을 억제하는 효과를 보인다. 적절한 시기에 치료를 시작하여 꾸준히 지속하면 대부분 좋은 상태를 유지할 수 있다. 반면 여성형탈모증의 경우 남성형탈모증에 비해 치료 효과가 낮은 수준으로, 30~40%에서 탈모가 호전되고, 70~90%에서 탈모 진행이 억제되며, 10% 미만에서는 치료를 해도 탈모가 서서히 진행될 수 있다. 5장에서 다룬 대로 평소 어떻게 관리하는지에 따라서도 최종 결과가 달라질 수 있을 것으로 기대한다.

탈모 치료는 장거리 마라톤

탈모 치료에는 끈기가 필요하다. 약물 치료를 시작하고 한두 달 뒤에 찾아와 왜 치료 효과가 없는지 물어보는 경우도 있다. 간절하고 초조한 마음은 이해하지만, 모발 주기의 특성상 어쩔 수 없다. 탈모 치료는 휴지기 모낭을 성장기로 다시 진입하게 하여 새로운 머리카락이 자라나도록 하는 것이다. 휴지기에 머리카락이 탈락한 뒤 새로운 성장기로 진입하는 데에는 2~3개월이 소요된다. 게다가 머리카락은 한 달에 대략 1cm씩 자라고 탈모가 호전되었다고 느끼려면 최소 3cm 이상 자라야 하므로 치료 효과가 있더라도 그 효과를 체감하기까지 최소 6개월은 걸린다. 실제로는 경우에 따라 그보다 더 긴 시간이 필요할 수도 있다. 탈모 치료는 단판에 결론이 날 수 없다. 꾸준함과 인내가 필요한 장거리 마라톤이다.

Health

ALOPECIA

14 평생 약을 먹어야 하나요?

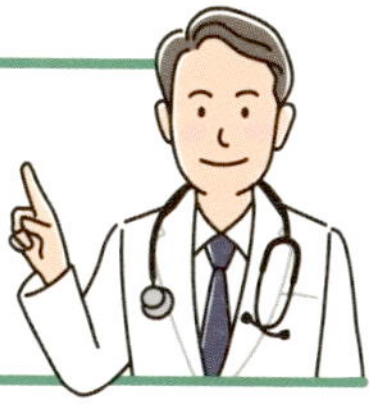

언제까지 약을 먹어야 하나요?

탈모가 좋아지면 탈모 치료가 끝났다고 잘못 생각하는 경우가 간혹 있다. 탈모는 기본적으로 노화 현상이다. 나이가 들어 머리카락이 빠지는 것이 괜찮다면 치료를 중단해도 된다. 하지만 그렇지 않다면 평생 치료해야 한다. 현재까지의 탈모약들은 장기적으로 복용하더라도 그 효과가 비교적 잘 유지되고 부작용의 빈도도 크게 증가하지 않는 것으로 알려져 있다. 따라서 장기간 약물을 복용하는 것에 대해 크게 염려하지 않아도 될 것 같다. 만약 장기간 약물 복용이 신경 쓰인다면, 어느 정도 호전된 후에는 먹는 약을 바르는 약으로 바꿔서 유지하는 방법도 고려할 수 있다. 특히 남성의 경우 나이가 들면서 탈모를 일으키는 남성호르몬의 분비가 감소하므로 점차 약을 줄여 보는 시도도 가능하다.

✚ 치료하다가 중단하면 더 빨리 빠지나요?

간혹 탈모 치료를 하다가 중단하면 치료하기 전보다 머리카락이 더 빨리 빠지게 된다는 이야기를 듣고 치료 시작을 미루는 경우도 있다. 하지만 이는 완전히 잘못된 이야기이다. 탈모 치료는 일종의 브레이크를 거는 것이라고 생각하면 된다. 나이가 들면서 탈모가 점점 더 진행되는 데에 탈모약으로 브레이크를 걸어 둔 것이다. 치료를 중단한다면 브레이크가 풀려 탈모 치료를 하면서 자라났던 머리카락이 수개월 내로 다 빠지고 탈모 치료 전 상태로 되돌아간다. 이후 원래의 탈모 진행 속도로 계속 진행된다. 탈모 치료를 하다가 중단한다고 해서, 치료를 하지 않았을 때에 비해 더 빨리 나빠지는 것은 아니라는 뜻이다.

15 약 안 먹고 그냥 모발이식 할래요

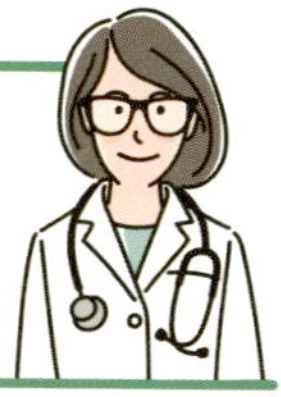

모발이식을 해도 약물 치료는 필요하다

최근에는 모발이식을 선택하는 사람들이 점점 많아지고 있다. 모발이식만큼 드라마틱하게 전후가 다른, 확실한 결과를 보여 주는 탈모 치료가 아직 없기 때문에, 일부에서는 모발이식만을 맹신하여 "약 안 먹고 나중에 심으면 돼"라면서 탈모 치료를 미루기도 한다. 하지만 기억해야 한다. 모발이식도 타인의 머리카락이 아니라 내 머리카락을 위치만 옮겨 심는 것이고, 심을 머리가 남아 있어야 옮겨 심을 수 있다. 나중에 모발이식을 하더라도 모발이식이 가능하도록 약물 치료로 관리하는 것이 기본이다. 또 모발이식을 한 뒤에도 탈모는 계속해서 진행하므로 이식 후 좋은 상태를 유지하기 위해서는 약물 치료를 지속해야 한다.

모발이식 효과가 좋은 탈모 유형

모발이식은 M자 탈모 환자의 만족도가 특히 높은 반면 정수리 탈모의 경우 만족도가 다소 떨어진다. 그 이유는 모낭을 무한정 빽빽하게 심을 수 없다는 데 있다. 나무를 심을 때 나무와 나무 사이에 일정한 간격을 두고 심어야 나무가 자라는 데 문제가 없듯이, 이식한 모낭의 생착률을 높이기 위해서는 모낭 사이에 일정한 간격을 두고 심어야 한다. 풍성한 머리카락 볼륨을 만들기 위해 필요한 모낭 밀도가 100%라고 하면, 모발이식에서는 50~60% 수준으로만 모낭을 심을 수 있는 것이다. M자 헤어라인은 정수리 부위와 달리 밀도감이 조금 떨어지더라도 자연스러운 부위이기도 하고, 길이가 자라면 앞머리끼리 서로 겹치면서 밀도감이 더 만들어진다. 반면 정수리 부위는 헤어라인보다 전체 면적이 더 넓은 데다가 모발끼리 겹치는 것이 적어 밀도감이 더 떨어진다. 그래서 정수리 모발이식의 경우 만족도가 비교적 낮을 수 있다.

모발이식 방법

모발이식은 안드로겐탈모증의 영향을 받지 않는 뒤쪽 두피의 모낭을 떼어서 앞쪽의 탈모 부위에 심는 방법이다. 뒤쪽 두피의 모낭을 떼어 내는 방법에 따라 절개식과 비절개식으로 나뉜다. 절개식 모발이식(모낭 단위 모발이식술, follicular unit transplantation, FUT)은 뒤쪽 두피 피부를 띠 모양으로 절개하여 떼어 낸 다음에 이를 모낭 단위로 분리하여 이식하는 방법이다. 띠 모양으로 두피를 절개한 부위는 절개 부위 위아래 두피를 당겨서 봉합하게 되므로 두피에 일자로 된 절개 흉터가 남는다. 비절개식 모발이식(모낭 단위 추출술, follicular unit extraction, FUE)은 두피를 절개하지 않고 원통형 미세 드릴이나 펀치를 이용하여 모낭을 하나하나 채취한 뒤 이식하는 방법이다. 이 경우 모낭을 채취한 부위마다 흰 점 모양의 흉터가 남지만, 특정 부위에서 집중적으로 채취하지 않고 후두부 전체에서 골고루 채취하므로 작은 흉터가 두피에 넓게 분산되어 비교적 눈에 잘 띄지 않는다.

절개식 vs. 비절개식, 어떤 방식이 더 좋나요?

절개식과 비절개식 방법 중에서 어떤 것이 더 좋을까? 두 방법 모두 장단점이 있다. 절개식의 장점은 비절개식에 비해 모낭 채취에 걸리는 시간이 짧고(그래서 수술 비용이 더 저렴하다), 더 많은 모낭을 떼어 낼 수 있다는 점이다. 또 떼어 낸 두피에서 모낭 하나하나를 직접 보며 모낭 단위로 분리할

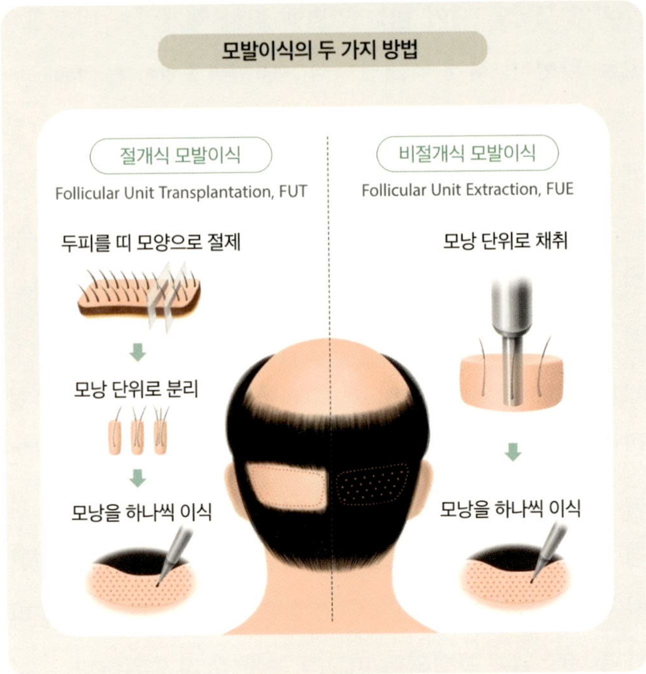

수 있기 때문에 모낭에 가해지는 손상을 최소화할 수 있다. 따라서 탈모 부위가 넓어 많은 수의 모낭 이식이 필요하거나, 모낭을 채취해야 하는 부위의 머리카락이 가늘고 밀도가 낮은 경우에는 절개식이 더 좋다. 하지만 절개식은 두피를 길게 절제하므로 수술 후 회복에 시간이 더 소요되며, 두피를 떼어 낸 부위의 감각 저하와 통증이 상대적으로 심

절개식, 비절개식 모발이식의 장단점 비교

	절개식 모발이식 (모낭 단위 이식술) Follicular Unit Transplantation, FUT	비절개식 모발이식 (모낭 단위 추출술) Follicular Unit Extraction, FUE
장점	• 모낭 채취에 걸리는 시간이 짧다. (수술 비용이 상대적으로 저렴하다) • 많은 수의 모낭 채취에 용이하다. • 모낭 단위 분리 과정에서 모낭에 주는 손상이 적다.	• 두피 절개를 하지 않아 눈에 띄는 흉터가 남지 않는다. • 수술 후 회복이 빠르다. • 수술 후 두피 통증, 감각 저하가 덜하다.
단점	• 두피 절개선의 흉터가 남는다. • 수술 후 회복에 더 많은 시간이 소요된다. • 두피 통증, 감각 저하가 더 심할 수 있다.	• 모낭 채취에 걸리는 시간이 길다. (수술 비용이 상대적으로 비싸다) • 모낭 단위 추출 과정에서 모낭에 손상을 줄 가능성이 있다.

하고 오래 지속될 수 있다. 또한 모낭을 채취한 부위(공여부)에 남은 일자 형태의 흉터가 대개의 경우에는 눈에 잘 띄지 않지만, 머리카락을 짧게 깎거나 바람이 많이 불 때는 흉터가 보일 수 있다.

반면 비절개식은 절개를 최소화하므로 절개식에 비해 통증이 덜하고, 수술 후 회복이 빠르며 눈에 띄는 흉터가 잘 남지 않는다. 따라서 탈모 부위 면적이 좁거나, 모낭을 채취하는 부위(공여부)의 모발 밀도가 충분히 높은 경우, 또 통증에 민감하거나 흉터에 대한 공포가 있는 경우에는 비절개식이 더 적합하다.

절개식과 비절개식 모두 좋은 모발이식 방법으로, 개인의 상황에 맞게 적절한 방법을 선택할 수 있다. 많은 양의 모발을 심어야 할 때는 절개식 모발이식을 먼저 시행한 뒤, 필요에 따라 비절개식 이식술을 추가적으로 시행하기도 한다.

다른 사람의 모낭을 심을 수도 있나요?

다른 사람의 모낭을 이식하는 방법은 장기이식의 원리와 같다. 다른 사람의 모낭을 심어도 면역체계의 거부반응으로 인해 이식한 모낭은 소멸되고 만다. 간혹 가족 내 조혈모세포이식을 하는 경우처럼 공여자와 수여자 간에 면역체계가 동일하면 주고받을 수는 있다.

몸의 털(체모)을 심을 수도 있나요?

턱수염, 겨드랑이 털, 음모, 팔다리의 털, 가슴털도 모두 같은 방식으로 두피에 옮겨 심을 수 있다. 그렇다면 또 다른 궁금증이 생길 것이다. 턱수염은 머리카락보다 상대적으로 짧게 자라는데, 턱수염을 머리에 옮겨 심어도 계속 짧은 길이까지만 자랄까? 겨드랑이 털은 머리카락과 달리 매우 꼬불거리는데 머리에 옮겨 심어도 역시 같은 형태로 자라게 될까? 정답은, 머리카락의 성질은 옮겨 간 자리(수여부)에 맞게 바뀐다는 것이다. 체모를 머리에 옮겨 심으면 원래 위치에 있었을 때와 달리 근처 머리카락처럼 길게 자라게 된다. 또 꼬불거리는 털을 옮겨 심어도 시간이 지나면서 털이 점차 펴지게 된다. 이처럼 수여부의 영향을 받아 머리카락의 성질이 바뀐다는 뜻에서 이를 '수여부 영향설'이라고 한다. 간혹 콧털을 눈썹 이식에 사용하거나, 서양인의 경우 가슴털을 채취하여 머리에 심는 경우도 있다.

그렇다면 체모 이식, 아무런 걱정 없이 해도 될까? 일반적으로 체모 이식보다 뒷머리 머리카락 이식을 우선적으로 고려하는 이유는 체모 이식에 단점이 있기 때문이다. 두피를 자세히 들여다보면 하나의 모공에서 머리카락 한 가닥이 나오는 경우보다 두 가닥 이상 나오는 것을 더 많이 볼 수 있다. 이는 두피의 경우 모낭 하나가 단독으로 있기보다 2~4개의 모낭이 연결되거나 인접하여 성장하는 경우가 많기 때문이다. 이러한 모낭의 그룹을 '모낭 단위(follicular unit)'라고 한다. 반면에 체모는 하나의 모낭이 단독으로 존재하는 경우가 많다. 모낭 단위가 한 개인 경우에는 모낭 단위가 여러 개인 경우에 비해 머리카락의 밀도 형성에 불리하다. 또한, 체모 이식의 경우에는 모낭 채취 부위의 흉터

모낭 단위

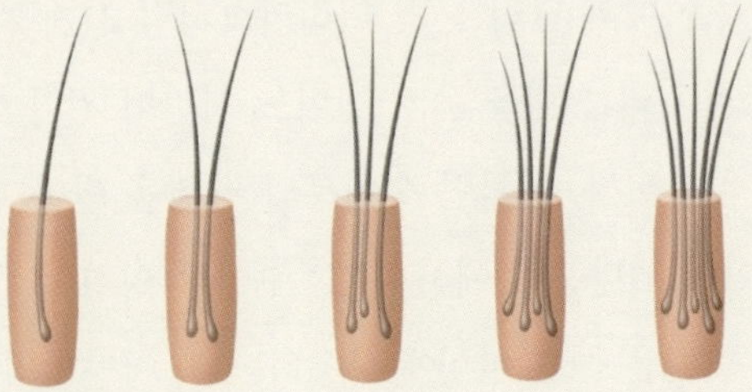

| 두피에는 2~4개의 모낭이 연결되거나 인접하여 성장하는 경우가 많은데, 이러한 모낭의 그룹을 '모낭 단위(follicular unit)'라고 한다.

를 생각해야 한다. 뒤통수는 모낭 채취 후 생긴 흉터를 머리카락으로 충분히 가릴 수 있지만, 몸에서 모낭을 채취하는 경우 흉터가 노출되기 때문이다.

16 또 다른 치료법들

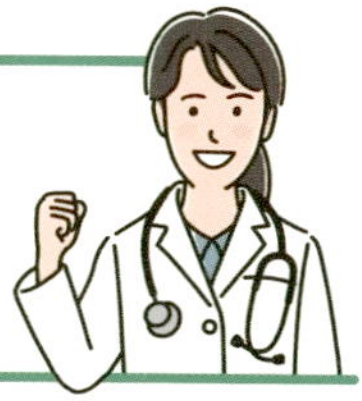

7~9장과 15장에서 미녹시딜, 5알파-환원효소 억제제, 저출력 광(레이저) 치료, 모발이식에 대해 알아보았다. 이번 장에서는 그 외의 치료법에 대해 알아보도록 하자. 10장의 영양요법과 이번 장에서 다루는 치료법들은 미녹시딜, 5알파-환원효소 억제제에 비해 그 효과에 대한 근거 자료가 부족하므로 보조적인 치료법으로 활용하는 것이 바람직하다.

알파트라디올

알파트라디올(alfatradiol)은 여성호르몬인 17베타-에스트라디올(17β-estradiol)과 비슷한 구조로, 5알파-환원효소 등을 억제하고 방향화효소(aromatase)의 작용을 촉진하여 테스토스테론과 DHT의 생성을 억제하는 것으로 알려져 있

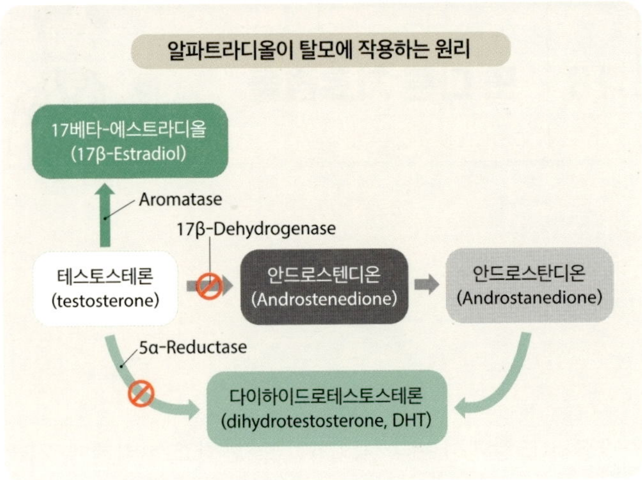

다. 0.025% 알파트라디올 액상 제형이 유럽, 남아메리카 등지에서 30여 년간 안드로겐탈모증의 치료제로 이용되어 왔으나 효과에 대한 근거 자료는 부족하다. 바르는 미녹시딜과 함께 사용하면 효과를 증진시킨다는 연구가 있어, 단독으로 쓰기보다는 다른 치료제와 함께 보조적으로 사용되는 경우가 많다.

항안드로겐 약물

항안드로겐(anti-androgen) 약물은 안드로겐탈모증을 유발하는 안드로겐 호르몬의 작용을 차단하는 약물이다. 항안드로겐 약물로는 스피로노락톤(spironolactone), 시프로테론아세테이트(cyproterone acetate), 비칼루타미드(bicalutamide) 등이 있다. 특히 여성형탈모증 환자가 여드름, 다모증, 불규칙한 월경, 다낭성 난소 증후군 등 안드로겐과잉증(hyperandrogenism)의 징후를 보이는 경우에 항안드로겐 약물 투약을 고려해 볼 수 있다. 하지만 이러한 약물의 효과와 장기 안전성에 대해서는 대규모 연구를 통해 검증된 바가 적고, 임신 중 안전성이 확인된 약제도 없다.

추가적으로 시메티딘(cimetidine)은 본래 위궤양 치료제로 쓰이는 약제이다. 하루 800~1600mg 고용량으로 시메티딘을 투약했을 때 안드로겐 호르몬 수용체를 차단하는 효과가 있어 안드로겐탈모증에 보조적으로 사용해 볼 수 있다. 또한 케토코나졸(ketoconazole) 샴푸는 본래 지루성 두피염 치료를 위해 쓰이는 약용 샴푸인데, 이 성분이 염증을 완화시키고 안드로겐 호르몬 수용체를 차단하는 효과가 있어 안드로겐탈모증에 도움이 된다는 연구가 있다.

혈소판 풍부 혈장

혈소판 풍부 혈장(platelet-rich plasma)은 농축된 자가혈소판이 풍부한 혈장으로, 채혈한 피를 원심분리하여 얻을 수 있

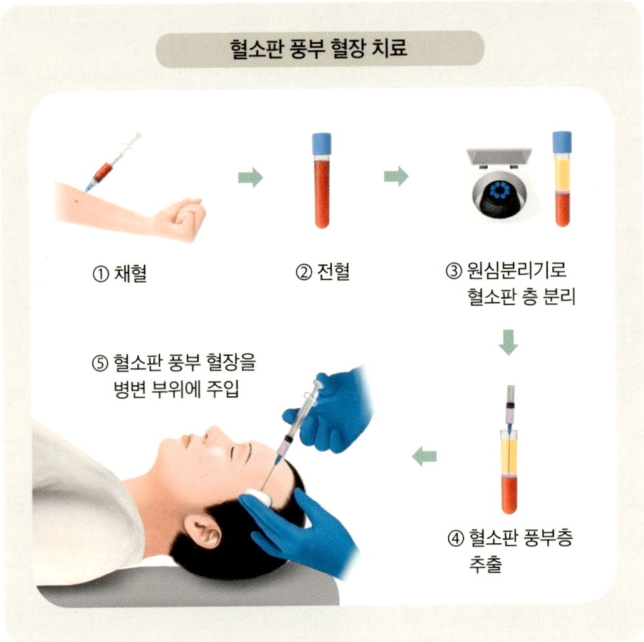

다. 다양한 성장 인자를 포함하고 있어 이를 두피에 주사하면 성장 인자가 모낭으로 전달되어 모발 성장에 도움이 되리라 추정된다.

✚ 보툴리눔 독소

근육을 마비시켜 주름 치료에 흔히 이용되는 보툴리눔 독소(botulinum toxin)도 최근 안드로겐탈모증 치료에 이용되고 있다. 아직까지는 소규모 연구에서만 그 효과가 증명되었고 근거가 많지는 않다. 안드로겐탈모증 환자의 두피 근육은 만성적으로 수축되어 있는 경우가 있는데, 이로 인해 혈관이 끼이고 눌리면서 혈액 순환에 문제가 생길 수 있다. 보툴리눔 독소가 이러한 근육 수축을 이완시켜 줌으로써 탈모에 도움을 줄 것으로 보인다. 또한 보툴리눔 독소는 모낭에서 모발 형성을 억제하는 물질(transforming growth factor beta 1, TGF-β1)의 발현을 낮추기도 한다.

미세침 치료

미세침 치료(microneedle therapy system, MTS; microneedling)는 미세침을 이용하여 두피에 아주 작은 상처를 내는 것이다. 상처가 난 피부에서는 재생에 필요한 성장 인자가 분비되고 이것이 모발 성장을 촉진할 수 있다. 미세침 치료는 상처를 내고 나서 그 위에 약물을 발라 약물의 피부 흡수도를 높이는 수단으로 이용되기도 한다. 다만 피부에 반복적으로 상처를 내는 처치이므로 장기적으로 사용하기보다는 초기에 단기간만 사용하는 것이 좋을 것으로 생각된다.

✚ 메조테라피

메조테라피(mesotherapy)는 미세 주사로 피부의 진피층에 약물을 직접 주입하여 약효를 높이고 효과가 더 오래 유지되도록 하는 방법이다. 어떤 약물을 주입하느냐에 따라 메조테라피의 효과가 달라진다.

✚ 엑소좀

엑소좀(exosome)은 세포 간 신호를 전달하는 작은 소포(vesicle) 입자를 말한다. 2장에서 확인했듯이 모발 주기에는 모유두세포와 모낭줄기세포 사이의 상호대화(crosstalk)가 중요한데, 엑소좀이 세포 간 신호를 조절함으로써 모발 성장에 도움이 될 것이라 생각된다. 좋은 효과를 보여 기대가 되는 새로운 치료법이나, 대부분의 데이터가 사람이 아닌 동물 실험이나 세포 실험을 통해 얻은 것이므로 아직까지는 근거가 부족하다. 엑소좀을 주사로 투약하는 경우가 가끔 있는데, 아직 안전성 데이터가 부족하고 2019년 미국 식품의약국에서 엑소좀을 주사 투약한 환자에게 발생한 심각한 전신 균 감염을 보고하며 주의가 필요함을 공표한 만큼, 주사 형태보다는 피부에 바르는 형태로만 사용하고 다른 치료법이 효과가 없을 때 제한적으로 사용하는 것이 좋겠다.

두피 문신

두피 문신(scalp micropigmentation, SMP; 두피 미세색소 침착술)은 두피에 작은 점을 찍어 마치 머리카락이 있는 것처럼 보이게 하는 것이다. 이식할 수 있는 모낭이 부족한 사람이나, 모발이식 후에도 모발 밀도가 만족스럽지 않은 정수리 부위라든지 모발이식 시 생착률이 낮은 두피 흉터 부위에 두피 문신이 고려될 수 있다.

Health

ALOPECIA

17 올바른 두피 관리법

밭을 잘 관리해야 잔디도 잘 자란다

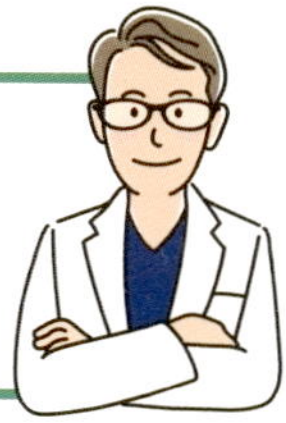

탈모 환자들은 두피가 붉고 비듬이 많거나, 뾰루지가 생기는 등 두피의 염증이 동반되는 경우가 많다. 두피의 염증은 모낭을 손상시켜 탈모를 악화시킬 수 있다. 밭을 잘 관리해야 잔디도 잘 자라듯이 두피를 건강하게 잘 관리해야 머리카락도 잘 자란다. 두피 염증의 원인은 과도한 피지 분비, 두피 건조와 각질, 긁는 것과 같은 물리적 자극, 감염, 염색약이나 두피에 바르는 화장품, 약물 등으로 다양하다. 따라서 두피 염증을 예방하기 위해서는 평소에 올바른 방법으로 두피를 관리하는 것이 중요하다.

머리카락이 빠질까 봐 머리를 잘 안 감아요

머리카락이 빠질까 봐 무서워 머리를 자주 감지 않는다는 환자들을 종종 만나게 된다. 하지만 머리를 얼마나 자주 감는지는 탈모와 관련이 없다. 머리를 감을 때 빠지는 머리카락들은 어차피 빠질 머리카락이다. 탈락을 앞둔 휴지기 머리카락으로 모낭에 그냥 달려 있기만 했던 것이다. 머리카락 빠지는 게 아까워 일주일에 한 번씩 머리를 감는다면 일주일간 빠질 머리카락을 모았다가 한꺼번에 빠지게 하는 것이다. 덜 감는다고 해서 덜 빠지는 것이 아니다. 오히려 머리를 너무 오래 감지 않고 방치하면 피지와 땀, 각질이 두피에 쌓이고 두피에 염증이 생겨 탈모가 더 악화될 수 있다. 따라서 적절한 간격으로 머리를 감는 것이 좋다.

머리를 얼마나 자주 감아야 하는지는 개인의 상황마다 다르다. 보통의 경우에는 하루에 한 번이면 충분하다. 만약 머리를 감고 반나절만 지나도 두피와 머리카락이 기름지다면 지성 두피이다. 지성 두피는 하루에 두 번 감는 것이 적절하다. 만약 머리를 감고 이틀이 지나도 두피와 머리카락이 별로 기름지지 않거나, 머리를 감은 뒤 두피가 당기고 건조하다면 건성 두피일 가능성이 높다. 건성 두피의 경우 매일 머리를 감기보다는 이틀에 한 번씩 감는 것이 좋을 수 있다. 헤어 스타일링 제품을 바르거나 두피 오염 물질 제거 등을 위하여 건성 두피임에도 매일 머리를 감아야 하는 경우에는 세정력이 약한 샴푸를 사용하여 감고, 두피 전용 보습제를 바르는 것이 좋다.

✚ 머리, 아침에 감나요 저녁에 감나요?

이 질문은 전문가들 사이에서도 답이 갈린다. 필자의 경우에는 저녁에 감는 것을 좀 더 추천한다. 두피 관리에서 가장 중요한 부분은 청결이기 때문이다. 하루 종일 돌아다니고 집에 돌아와 세수를 하지 않고 잔다고 생각해 보자. 문제가 생길 것 같지 않은가? 두피도 얼굴과 마찬가지로 피부이기 때문에 두피에 쌓인 노폐물을 적절하게 제거해 주어야 한다. 따라서 머리는 저녁에 감는 것이 좋다. 헤어 스타일링 때문에 아침에 머리를 꼭 감아야 하는 사람들도 있을 것이다. 그런 경우에는 저녁에는 꼼꼼히 머리를 감고, 아침에는 세정력이 약한 샴푸로 가볍게 감는 것을 추천한다.

저녁에 머리를 감을 때는 귀찮더라도 두피(특히 베개에 닿는 뒤통수 쪽)와 머리카락을 잘 말리고 잠에 들어야 한다. 두피를 제대로 말리지 않으면 축축한 두피와 베개가 접촉하며 균이 잘 자라는 조건이 된다. 또 물에 젖은 상태에서는 머리카락 각질층이 불어 약해지기 때문에 밤새 베개에 머리카락이 비벼지면서 쉽게 손상되어 머릿결이 나빠질 수도 있다.

✚ 미지근한 물로 감고, 찬 바람으로 말리세요

머리를 감기 전에는 부드럽게 빗질을 하여 엉킨 머리카락을 풀어준다. 머리를 감을 때는 처음부터 끝까지 미지근한 물로 감는다. 뜨거운 물은 두피에 자극이 되고, 차가운 물은 기름기를 잘 씻어 내지 못하기 때문이다. 샴푸를 묻히기 전에 모발과 두피를 물에 충분히 적셔 준다. 그런 다음 샴푸를 머리에 바로 짜는 것이 아니라, 손바닥에 덜어 거품을 충분히 낸 후 그 거품으로 머리를 감는다. 두피는 강하게 문지르거나 손톱으로 긁어서는 안 되고, 손가락의 지문이 있는 부분을 이용해 부드럽게 마사지하듯이 문지르며 노폐물을 닦아낸다. 약용 샴푸나 탈모 증상 완화 기능성 샴푸라 하더라도 두피에 너무 오래 방치하는 것은 좋지 않다. 최대 3~5분까지만 두었다가 샴푸를 남김없이 잘 헹구어 낸다.

트리트먼트나 린스(컨디셔너)는 두피에 닿지 않게 머리카락에만 발라야 한다. 실리콘 성분이 모공을 막을 수 있기 때문이다. 트리트먼트나 린스도 샴푸와 마찬가지로 남김없이 잘 헹구어 내는 것이 중요하다. 꼼꼼하게 헹군 후에는 수건으로 두피와 머리카락을 가볍게 누르며 물기를 제거한다. 머리카락을 비틀며 쥐어짜거나 세게 탁탁 털면서 물기를 말리는 것은 좋지 않다. 머리를 말릴 때는 두피부터 시작하여 머리카락 끝 방향을 향해 찬 바람으로 말리는 것이 좋다. 하지만 긴 머리인 경우에는 현실적으로 찬 바람만을 사용해 머리카락을 다 말리기 어렵기 때문에 찬 바람과 뜨거운 바람을 섞어 가며 말리고, 뜨거운 바람을 쐴 때에는 두피에서 30cm 이상 거리를 두도록 하자.

노푸는 No

샴푸를 사용하지 않고 물로만 머리를 감는 것을 '노푸(No shampoo)'라 한다. 노푸가 도움이 되는 경우도 물론 있겠지만, 도움이 되지 않는 경우가 더 많아 보인다. 앞서 이야기했듯, 두피 관리에서 가장 중요한 것은 청결이다. 물만으로는 두피의 피지와 오염물 등 기름 성분을 제대로 제거할 수 없다. 옛날에는 샴푸의 유해 성분이 문제가 되는 경우가 있었지만, 요새는 성분에도 신경을 쓴 제품이 다양하게 출시되고 있다. 간혹 건성이나 민감성 두피의 경우 매번 일반 샴푸를 사용하면 두피가 건조해지거나 따가울 수 있다. 이런 경우에도 노푸보다는 세정력이 약한 약산성 샴푸나 두피에 자극이 될 만한 성분을 제외한 민감성 두피용 샴푸로 머리를 감고 두피에 보습제를 잘 바르는 것을 추천한다.

Memo

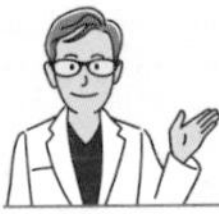

두피 건강 지키면서 염색과 파마 하기

염색이나 파마를 너무 자주 하거나 본인에게 맞지 않는 염색약을 사용해서 두피에 염증이 생기는 경우가 아니라면 염색과 파마 자체가 탈모에 큰 영향을 미치지는 않는다. 두피 건강을 지키면서 염색과 파마를 하려면 어떻게 해야 할까?

- **염색이나 파마의 간격을 가능하면 늘린다.**
  새로 자라난 흰머리를 부분 염색하는 경우라면 5~6주 이상 간격을 두자.

- **능숙하지 않다면 셀프 염색보다는 미용실에 간다.**
  혼자서 능숙하게 염색을 할 수 있는 사람이 아닌 이상 셀프 염색을 하게 되면 두피에 불필요하게 염색약을 많이 묻히게 되고, 염색에 소요되는 전체 시간도 더 길어져 두피가 염색약에 노출되는 시간이 길어진다. 따라서 능숙하지 않다면 셀프 염색보다는 전문가에게 맡기는 편이 더 좋다.

- **염색 하루 전에는 머리를 감지 않는다.**
  두피의 피지와 각질은 염색약으로부터 두피를 보호하는 천연 보호막 역할을 한다. 따라서 머리를 감으면 이 보호막이 사라져 염색약의 화학 성분에 두피가 더욱 직접적으로 노출될 수 있다.

- **두피나 다른 피부 부위에 염증이 있는 경우에는 피부염이 나을 때까지 염색이나 파마를 미룬다.**
꼭 두피가 아닌 다른 부위이더라도 피부에 염증이 있다면 전체적으로 피부가 외부 자극에 민감해진 상태일 수 있다. 이때 염색이나 파마를 하면 가려움, 따가움, 심한 경우 알레르기 반응까지 유발될 수 있으므로, 피부염이 완전히 나은 후에 염색하는 것이 안전하다.

- **평소 피부가 민감하거나 알레르기가 있다면 염색약을 사용하기 전에 피부 테스트를 해본다.**
염색약을 팔 안쪽이나 귀 뒤쪽에 소량 묻히고 24~48시간 후의 피부 변화를 확인함으로써 해당 염색약에 대한 알레르기 유무를 확인할 수 있다.

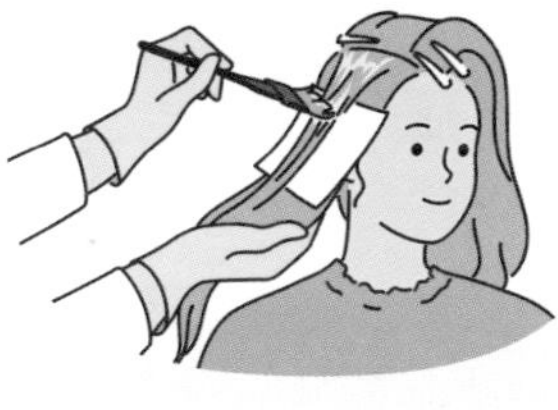

Health

ALOPECIA

18 탈모 샴푸, 그 효과의 진실은?

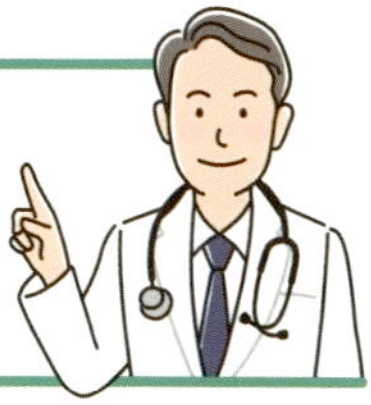

탈모 샴푸란?

'탈모 샴푸'는 흔히 '탈모 증상 완화 기능성 샴푸'를 줄여서 부르는 말이다. 탈모 샴푸는 식약처에 고지된 탈모 증상 완화 기능성 성분인 덱스판테놀(dexpanthenol), 살리실산(salicylic acid), 엘-멘톨(L-menthol), 나이아신아마이드(niacinamide), 비오틴(biotin), 아연 피리치온(zinc pyrithione) 등이 일정 함량 이상 들어 있는, 식약처의 승인을 받은 제품이다.

탈모 샴푸를 쓰면 머리카락이 나나요?

일부 탈모 샴푸의 광고를 보면 마치 샴푸가 모발의 밀도나 굵기를 증가시켜 탈모를 치료할 수 있는 것처럼 적혀 있기도 하다. 하지만 반드시 알아야 하는 것은 탈모 샴푸는 탈모를 치료하는 의약품이 아니라는 것이다. 탈모 샴푸는 화장품이다. 또한 식약처에서 고시한 탈모 증상 완화 기능성 성분 또한 탈모 치료 효과가 검증된 바 없다. 독자적으로 개발한 탈모 특효 성분을 탈모 샴푸에 넣었다며 모발 성장 효과를 실험 결과로 보여 주는 경우도 있는데, 이 경우도 해석에 유의가 필요하다. 그중 다수는 해당 성분을 세포에 직접 처리했을 때 얻은 결과라, 사람 두피에 샴푸를 사용했을 때 그만큼 충분한 양이 진피 깊은 곳의 모낭에 도달할 수 있을지 의문이기 때문이다. 또 사람을 대상으로 테스트해 본 결과가 있더라도 대상자 수가 너무 적어 그 결과를 온전히 믿을 수 없는 경우가 많다. 더군다나 샴푸는 피부에 남겨 두는 화장품이 아니라 씻어 내는 화장품이기 때문에 더욱 한계가 있다.

그렇다면 탈모 샴푸의 장점은 없는 것일까? 앞서 머리카락이 잘 자라나기 위해서는 두피를 잘 관리해야 한다고 했다. 탈모 샴푸는 두피 관리에 도움을 주는 화장품이다. 식약처에서 고시한 탈모 증상 완화 기능성 성분들은 두피의 염증을 완화시키고 진정과 보습, 각질과 피지 제거에 도움이 되고, 두피의 지루피부염의 원인이 될 수 있는 두피 상재균인 곰팡이균(진균, *Malassezia*)의 과다 증식을 억제하는 효과가 있다. 즉, 탈모 샴푸는 그 자체로 탈모를 치료하는 것이 아니라, 두피를 건강하게 관리하는 데 도움을 준다.

✚ 화장품은 어디까지나 보조 수단일 뿐

간혹 약물 치료에 대한 거부감으로 탈모 샴푸나 탈모 스프레이 등 화장품에 의존하다가 탈모 치료의 골든 타임을 놓친 뒤 병원에 오는 경우가 있다. 탈모 샴푸, 물론 안 쓰는 것보다는 쓰는 것이 조금이나마 도움이 될 것이다. 하지만 지나치게 많은 비용을 들이거나, 탈모 샴푸에만 의존하면서 치료를 미루는 주객전도의 상황이 벌어져서는 안 될 것이다.

✚ 약용 샴푸는 탈모 샴푸와 다른가요?

간혹 약용 샴푸와 탈모 샴푸를 혼동하는 경우가 있으나, 약용 샴푸는 '약' 성분이 들어간 의약품이고 탈모 샴푸는 화장품이므로 둘은 엄연히 다르다. 두피의 지루피부염을 일으키는 주요한 원인 중 하나가 곰팡이(진균)인데, 이 곰팡이의 증식을 막아 줄 수 있는 성분인 케토코나졸(ketoconazole), 시클로피록스 올아민(ciclopirox olamine), 아연 피리치온(zinc pyrithione)이 함유된 샴푸가 대표적인 약용 샴푸이다. 두피의 심한 염증을 치료하기 위한 스테로이드 성분이 함유된 약용 샴푸도 있다.

약용 샴푸도 탈모 샴푸와 마찬가지로 그 자체로 탈모를 치료한다고 보기는 어렵다. 다만 지루피부염과 같은 두피 염증은 탈모를 악화시키는데, 약용 샴푸는 이러한 염증을 완화하여 탈모 치료에 도움이 될 수 있다. 한편, 케토코나졸 성분의 약용 샴푸에 대해서는 2002년 발표된 흥미로운 연구가 있다. 남성형탈모증 환자가 경구 피나스테리드를 복용하며 6~21개월 동안 케토코나졸 샴푸를 사용했을 때, 샴푸는 사용하지 않고 경구 피나스테리드만 복용한 환자보다 탈모증이 유의하게 더 많이 개선된 것이다. 지루피부염과 같은 두피 염증 질환이 동반된 환자들은 연구에서 제외했기 때문에, 지루피부염에 대한 치료 효과와 별개로 케토코나졸 샴푸가 탈모 치료에 도움이 되었을 수 있다. 연구자들은 케토코나졸이 안드로겐수용체를 억제하는 효과가 있어 남성형탈모증 치료에 도움을 주었을 것이라고 추정한다. 케토코나졸 샴푸의 탈모 방지 효과에 대해서는 추가적인 연구를 통한 검증이 필요할 것으로 보인다.

19 다른 탈모 질환들

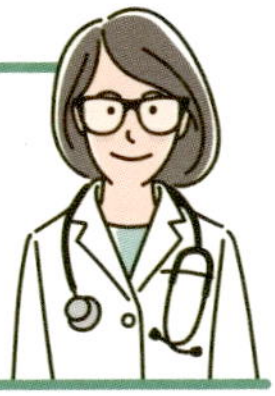

지금까지 전체 탈모증의 약 90%를 차지하는 안드로겐탈모증에 대해 상세히 알아보았다. 탈모증에는 안드로겐탈모증 외에도 여러 가지가 있다. 그중에서도 가장 대표적인 원형탈모증, 휴지기탈모증, 흉터성탈모증에 대해 알아보자.

원형탈모증

원형탈모증(alopecia areata)은 이름처럼 머리카락의 일부가 동그란 모양으로 갑자기 빠지는 것이 특징이다. 주로 머리에 생기지만 수염, 눈썹, 속눈썹에도 생길 수 있으며, 병변이 확대되거나 작은 병변들이 합쳐져 더 큰 탈모반이 만들어질 수 있다. 심한 경우에는 머리카락이 전부 빠지는 전두탈모증(alopecia totalis), 눈썹, 속눈썹, 체모까지 전신의 털

COVID-19 백신 접종 2주 후 발생한 원형탈모증

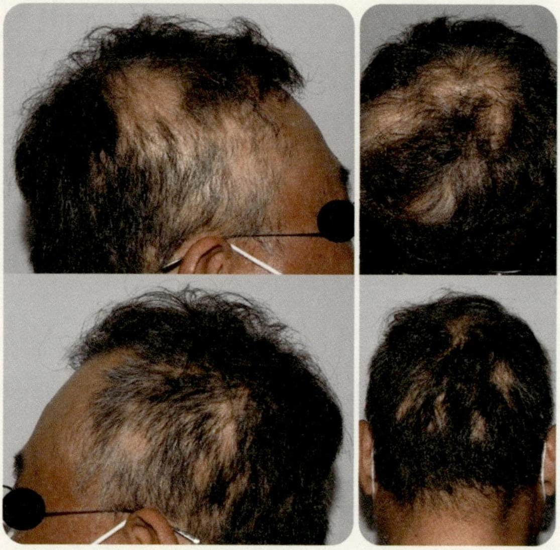

출처: Son et al., *Ann Dermatol.* 2024;36(6):363.

이 빠지는 전신탈모증(alopecia universalis)이 되기도 한다. 손발톱의 작은 찍힘(함몰, nail pitting)과 같은 변화가 환자의 10~20%에서 동반된다. 원형탈모증은 자가면역질환으로 면역세포가 공격하지 말아야 할 모낭세포를 공격하는 것이 원인이다. 따라서 치료는 주로 증가한 면역반응을 떨어뜨리는 방향으로 이루어진다. 가장 최근에는 'JAK(janus kinase) 억제제' 계열의 약물들이 새롭게 개발되어 치료가 어려웠던 중증 원형탈모증 치료의 새로운 장을 열었다. 가벼운 원형탈모증은 자연적으로 회복되거나 치료에 잘 반응하지만 반복적으로 재발할 수 있다. 처음 발생한 나이가 어리거나 탈모반이 크고 침범 부위가 넓을수록, 아토피피부염이 동반될수록 치료 경과에 주의를 기울여야 한다.

휴지기탈모증

정상적인 머리카락은 약 10% 미만이 휴지기에 해당한다. 그런데 출산, 수술, 심한 다이어트, 발열 등 심한 물리적 스트레스나 정신적 스트레스에 의해 성장기 모발이 성장 기간을 다 채우지 못하고 빠르게 휴지기로 진입할 수 있다. 많은 머리카락이 한꺼번에 휴지기에 진입한 후 약 3개월이 지나면 탈락되기 시작해, 갑자기 많은 양이 한꺼번에 빠지는 양상의 탈모로 나타나게 된다. 이를 휴지기탈모증(telogen effluvium)이라고 한다. 휴지기탈모증으로 빠진 머리카락은 탈모를 일으킨 원인이 제거되면 수개월에 걸쳐 서서히 회복되나, 간혹 탈모를 일으킨 원인이 제대로 해결되지 않으면 만성으로 진행되는 경우도 있다.

흉터성탈모증

탈모증은 임상적으로 흉터가 형성되는 탈모와 흉터가 형성되지 않는 탈모로 나눌 수 있다. 안드로겐탈모증과 원형탈모증, 휴지기탈모증은 모두 흉터가 형성되지 않는 탈모이다. 흉터가 형성되는 흉터성탈모증(scarring alopecia)은 원인이 다양한데, 외상, 화상, 감염, 종양, 아교질 혈관질환(collagen vascular diseases) 등에 의해 발생할 수 있다. 흉터가 형성되지 않은 탈모증은 치료로 개선될 여지가 있지만 흉터성탈모증은 이미 모낭이 소실되어 머리카락이 더 날 가능성은 없다. 따라서 탈모가 더 심해지지 않는 것을 목표로 치료해야 한다.

탈모에 대한 궁금증

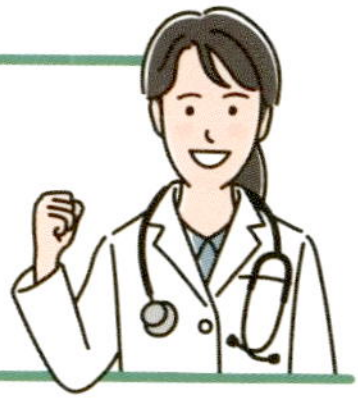

Q 모자를 쓰면 탈모가 생기나요?

A 야외 활동을 할 때는 햇빛을 가리는 목적으로 모자를 쓰는 것이 좋다. 자외선은 그 자체로 머리카락을 손상시키고 모발 성장을 저해할 수 있으며, 여름철 뜨거운 햇빛에 두피가 노출되면 모낭의 열 손상을 유발하기 때문이다. 모자를 쓰는 것은 햇빛으로부터 모낭이 손상되지 않도록 보호하는 하나의 방법이다. 하지만 멋내기용으로 실내에서도 하루 종일 모자를 쓴다면 어떨까? 통풍이 잘 되지 않아 두피의 온도가 올라가고 피지와 땀, 먼지들이 엉기면서 두피 염증을 일으킬 수 있으며 균이 증식하기 좋은 환경이 만들어진다. 이는 탈모의 악화로 이어질 수 있다. 특히 모자 밴드로 인해 두피가 압박되는 부위에 모낭염이 생기는 경우

가 많고, 강하고 오랜 압박은 그 자체로 압박된 부위에 탈모를 유발하기도 한다. 따라서 모자를 너무 오랜 시간 쓰거나 지나치게 타이트한 모자를 쓰는 것은 피하자. 한두 시간에 한 번씩은 모자를 벗고 환기를 하고, 가능한 한 통풍이 잘 되는 모자를 쓰는 것이 좋다.

Q 가발을 쓰면 탈모가 심해지나요?

A 가발은 중증 탈모 환자의 탈모를 가려 교정하는, 교과서에도 제시된 치료 방법 중 하나이다. 탈모로 인한 심리적 부담을 덜어주고 외모를 개선하는 데에 효과적일 수 있지만, 가발도 모자와 마찬가지로 장시간 착용 시에는 탈모를 악화시킬 수 있다. 가발은 두피의 통풍과 노폐물 배출을 방해하여 두피에 염증과 균 증식을 유발한다. 또 일부 가발이나 가발을 두피에 부착하는 물질이 두피에 압박을 가하거나, 두피에 상처를 내고 접촉성 피부염을 일으키기도 한다. 가발 착용 후 이러한 문제가 생긴 경우 병원에 내원하여 적절한 치료를 받고, 가발과 두피를 위생적으로 잘 관리해야 한다. 또 오랜 시간 가발을 착용하는 것은 피하는 것이 좋다.

Q 염색이나 파마를 하면 탈모가 심해지나요?

A 염색이나 파마를 너무 자주 하거나 본인에게 맞지 않는 염색약을 사용해서 두피에 염증이 생기는 경우가 아니라면, 염색과 파마가 머릿결에 일부 손상을 줄 수는 있겠지만 탈모에 큰 영향을 미치지는 않는다. 두피 건강을 지키며 염색과 파마를 하는 방법에 대해서는 17장에서 상세히 다루었으니 참고하자.

Q 헤어 스타일링 제품(왁스, 스프레이, 젤 등)이 탈모를 악화시키나요?

A 헤어 스타일링 제품 자체가 탈모를 악화시키는 것은 아니다. 하지만 헤어 스타일링 제품을 사용하고 나서 잘 씻어 내지 않으면 잔여물이 모공을 막아 두피 염증을 일으킬 수도 있다. 따라서 제품 사용 후에는 머리를 깨끗이 감는 것에 더 신경을 쓰도록 하자.

Q 머리를 하루에 몇 번 감고 하루 중 언제 감아야 하나요?

A 머리를 하루에 몇 번 감을지는 두피의 상태에 따라 정하면 된다. 보통의 경우라면 하루 한 번, 지성 두피의 경우 하루 두 번, 건성 두피의 경우 이틀에 한 번 정도가 괜찮다.

필자는 하루 중 저녁에 감는 것을 추천한다. 자세한 내용은 17장에서 다루었으니 참고하자.

Q 머리를 묶으면 탈모가 생기나요?

A 승무원, 발레리나와 같이 직업적인 이유로 머리카락을 뒤로 바짝 당겨 묶는 경우가 있다. 자주가 아니라면 괜찮겠지만, 당겨지는 힘이 반복적으로 작용하면 탈모가 유발될 수 있다. 의학적으로 이를 당김 탈모증(traction alopecia)이라고 부르며, 이는 특히 머리카락의 뿌리가 자주 당겨지거나 지속적으로 자극을 받을 때 발생할 수 있다. 따라서 머리카락을 과도하게 당겨 묶기보다는 가볍게 묶는 것을 추천하고, 직업상 불가피한 경우 업무 시간 외에는 당기는 힘이 가해지지 않도록 해야 한다.

Q 배냇머리를 밀어 주면 머리숱이 많아지나요?

A 태어난 후 한 번도 깎지 않은 아기의 머리카락을 배냇머리라고 한다. 이 배냇머리를 밀어 주면 머리숱이 많아진다거나 머리가 빨리 자란다는 속설이 있다. 하지만 이는 사실이 아니다. 머리카락은 각화된 세포로 이루어져 있고, 머리카락을 자르는 것은 손톱을 깎는 것과 마찬가지로 머리

카락의 굵기나 밀도에 영향을 주지 않는다. 다만 배냇머리를 밀면 두피 가까이의, 머리카락이 굵은 쪽에서 잘리므로 두피로부터 먼 쪽에서 잘렸을 때에 비해 잘린 머리카락의 단면이 굵어 숱이 많아 보이는 효과는 있을 수 있다.

Q 머리카락이 길면 탈모가 생기나요?

A 배냇머리를 미는 것에 대한 답변과 마찬가지로, 각화된 세포로 이루어진 머리카락을 자르든 기르든 머리카락 길이는 탈모에 영향을 미치지 않는다. 다만, 머리카락이 길면 같은 양의 머리카락이 빠져도 더 많이 빠진 것처럼 보일 수 있다. 또 머리카락이 길수록 엉키기도 쉽고, 머리를 감고 말리는 등의 관리도 어려워지기 때문에 두피 관리에 조금 더 신경을 쓰는 것이 좋다.

Q 비듬이 많거나 지성이면 탈모가 더 쉽게 생기나요?

A 밭을 잘 관리해야 잔디가 잘 자라듯, 두피 상태가 좋아야 머리카락도 잘 자란다. 비듬이 많다는 것은 두피의 염증 가능성을 의미하고, 과도한 피지 분비는 모낭을 막아 염증을 일으킨다. 두피의 염증은 모낭을 손상시켜 탈모를 더 악화시킬 수 있다. 또한 탈모를 일으키는 남성호르몬이 피

지 분비를 증가시키기 때문에 탈모 초기에 두피와 머리카락이 기름져지는 증상이 나타날 수 있다. 탈모에는 두피가 붉어지고 비듬과 뾰루지가 생기는 등의 두피 염증 증상이 동반되는 경우가 많은데, 이러한 경우 탈모 치료와 두피 치료를 병행해야 한다.

Q 빗이나 손으로 두피 마사지를 하면 탈모에 좋나요?

A 빗이나 손으로 두피를 가볍게 두드려 주거나 마사지를 하면 머리카락이 약간 빨리 자라게 되는 등 모발 성장에 도움을 주는 것으로 알려져 있다. 하지만 두피를 과하게 두드리고 비비거나, 뾰족한 빗이나 손톱으로 긁는 것은 마찰로 머리카락을 뽑히게 하거나 두피에 상처를 내서 탈모에 오히려 악영향을 미칠 수 있다. 특히 두피에 염증이 동반된 경우에는 이러한 행동이 오히려 해가 될 수 있으므로 주의가 필요하다.

Q 비를 맞으면 탈모가 되나요?

A 대기 중에는 미세먼지와 같은 각종 유해 물질과 오염 물질이 존재한다. 비를 맞으면 두피가 이러한 오염 물질에 노출되어 문제를 일으킬 수 있고, 두피가 습해지는 것 또한

균이 증식되기 쉽도록 한다. 미세먼지는 모공을 통해 모낭 안으로 침투할 수 있음이 밝혀졌으며 이는 염증을 유발하고 탈모를 악화시킨다. 특히 비가 내릴 때 첫 5분간 내리는 비는 미세먼지 농도가 굉장히 높기 때문에 비가 막 내리기 시작했을 때 비를 맞지 않도록 주의하는 것이 좋다.

Q 야한 생각을 하면 머리가 빨리 자라나요?

A 아마도 안드로겐탈모증이 성호르몬인 안드로겐과 관련이 있어 이러한 속설이 생긴 것으로 보이는데, 이는 사실이 아니다. 한 연구에서 야한 생각과 같은 성적 자극이 여성의 남성호르몬을 일시적으로 증가시키는 것을 확인했으나, 남성의 경우 유의미한 영향이 없었다. 여성이 야한 생각을 해서 남성호르몬이 증가하는 것이 의미가 있다 해도 이는 탈모를 악화시키는 방향으로 작용할 가능성이 크며, 머리카락이 빨리 자라게 할 가능성은 별로 없다.

Q 검은 콩, 검은 깨와 같은 블랙 푸드가 탈모 예방에 도움이 되나요?

A 검은 콩, 검은 깨와 같은 블랙 푸드가 탈모에 도움이 된다는 이야기가 있다. 콩에는 식물성 단백질이 풍부하고, 이소

플라본(isoflavone)이라고 하는 탈모에 대한 보호 효과를 가진 여성호르몬 유사 물질이 들어 있다. 또 폴리페놀(polyphenol)과 같은 항산화 성분도 탈모 예방에 도움이 된다. 깨도 케라틴과 같은 머리카락의 단백질 성분과 항산화 성분이 풍부해 탈모에 도움이 될 수 있다. 꼭 검은 콩이나 검은 깨가 아니더라도 콩류와 깨는 모두 탈모에 도움이 된다.

하지만 5장에서 알아보았듯이, 좋은 음식을 많이 먹는 것보다 더 중요한 것은 해로운 음식을 먹지 않는 것이다. 탈모에 좋다는 음식을 많이 먹는 것보다 규칙적으로 균형 잡힌 식사를 하는 것이 더 중요하다.

Q 흰머리를 뽑으면 더 나나요?

A 흰머리를 뽑으면 그 자리에서 흰머리가 2개, 3개로 더 많이 자라니 뽑지 말라는 이야기를 들어 보았을 것이다. 하지만 이는 사실이 아니다. 15장에서 다루었듯이, 모낭은 하나가 단독으로 있기보다, 2~4개의 모낭이 연결되거나 인접하여 성장하는 경우가 많다. 이를 '모낭 단위(follicular unit)'라고 한다. 2장에서 살펴보았듯 출생 이후 모낭은 새로 만들어지지 않는다. 마찬가지로 모낭 단위도 태어날 때부터 정해져 있기 때문에 머리카락을 뽑는다고 해서 변하지 않는다. 흰머

리를 뽑으면 더 많이 난다는 말이 나온 것은, 아마도 흰머리의 경우 검은 머리에 비해 자라는 속도가 빠르기 때문인 듯하다. 그러면 흰머리를 뽑아도 더 늘어나는 것은 아니니 뽑아도 될까? 뽑지 않는 것을 추천한다. 그 이유에 대해서는 2장을 참고하자.

Health

ALOPECIA

참고문헌

김영범, 이기욱, 신준오, 노동영, 김연아, 원상현 외. 여성형탈모에서 저용량 경구 미녹시딜의 효과 및 안정성: 44명의 환자를 대상으로 한 단일기관 연구. 대한피부과학회지 2024;62(3):136-42.

우영준, 김윤섭, 김정은, 강훈. 미녹시딜 도포로 호전을 보인 청소년기 여아에서 발생한 안드로겐 탈모증 1예. 대한피부과학회지 2017;55(1):52-5.

이숙영, 천신욱, 김종백, 노병인. Finasteride와 저용량 Dutasteride 병용요법으로 호전된 안드로겐성 탈모증 1예. 대한피부과학회지 2017;55(2):147-8.

임재윤, 민준홍, 최영준, 남재희, 이가영, 김원석 외. 대학병원 피부과 외래에 내원한 안드로겐 및 원형탈모증 환자에서의 대표적 Trichoscopic Finding에 대한 고찰. 대한피부과학회지 2016;54(9):699-705.

Amor KT, Rashid RM, Mirmirani P. Does D matter? The role of vitamin D in hair disorders and hair follicle cycling. *Dermatology Online Journal* 2010;16(2):3.

Antonio J, Candow DG, Forbes SC, Gualano B, Jagim AR, Kreider RB, et al. Common questions and misconceptions about creatine supplementation: What does the scientific evidence really show? *Journal of the International Society of Sports Nutrition* 2021;18(1):13.

Bahta AW, Farjo N, Farjo B, Philpott MP. Premature senescence of balding dermal papilla cells *in vitro* is associated with p16^{INK4a} expression. *The Journal of Investigative Dermatology* 2008;128(5):1088-94.

Banihashemi M, Nahidi Y, Meibodi NT, Jarahi L, Dolatkhah M. Serum Vitamin D3 Level in Patients with Female Pattern Hair Loss. *International Journal of Trichology* 2016;8(3):116-20.

Choi J, Jun M, Lee S, Oh SS, Lee WS. The Association between Exercise and Androgenetic Alopecia: A Survey-Based Study. *Annals of Dermatology* 2017;29(4):513-6.

Creadore A, Manjaly P, Li SJ, Tkachenko E, Zhou G, Joyce C, et al. Evaluation of Stigma Toward Individuals With Alopecia. *JAMA Dermatology* 2021;157(4):392-8.

Devjani S, Ezemma O, Kelley KJ, Stratton E, Senna M. Androgenetic Alopecia: Therapy Update. *Drugs* 2023;83(8):701-15.

Gatherwright J, Liu MT, Gliniak C, Totonchi A, Guyuron B. The contribution of endogenous and exogenous factors to female alopecia: A study of identical twins. *Plastic and Reconstructive Surgery* 2012;130(6):1219-26.

Group FMPHLS. Long-term (5-year) multinational experience with finasteride 1 mg in the treatment of men with androgenetic alopecia. *European Journal of Dermatology* 2002;12(1):38-49.

Gubelin Harcha W, Barboza Martínez J, Tsai TF, Katsuoka K, Kawashima M, Tsuboi R, et al. A randomized, active- and placebo-controlled study of the efficacy and safety of different doses of dutasteride versus placebo and finasteride in the treatment of male subjects with androgenetic alopecia. *Journal of the American Academy of Dermatology* 2014;70(3):489-98.e3.

Gupta AK, Talukder M, Shemer A, Piraccini BM, Tosti A. Low-Dose Oral Minoxidil for Alopecia: A Comprehensive Review. *Skin Appendage Disorders* 2023;9(6):423-37.

Gupta AK, Talukder M, Williams G. Comparison of oral minoxidil, finasteride, and dutasteride for treating androgenetic alopecia. *The Journal of Dermatological Treatment* 2022;33(7):2946-62.

Gupta AK, Venkataraman M, Talukder M, Bamimore MA. Relative Efficacy of Minoxidil and the 5-α Reductase Inhibitors in Androgenetic Alopecia Treatment of Male Patients: A Network Meta-analysis. *JAMA Dermatology* 2022;158(3):266-74.

Hawkins VN, Foster-Schubert K, Chubak J, Sorensen B, Ulrich CM, Stancyzk FZ, et al. Effect of exercise on serum sex hormones in men: A 12-month randomized clinical trial. *Medicine and Science in Sports and Exercise* 2008;40(2):223-33.

Imhof R, Villalpando B, Torgerson R. Safety and tolerability of low dose oral minoxidil monotherapy in female pattern hair loss: A retrospective review with longitudinal ambulatory blood pressure monitoring. *JAAD International* 2023;13:50-2.

Jiang Y, Shi Q, Huang Y, Li J, Xie H, Liu F. Relationship between the exercise and severity of androgenic alopecia. *Journal of Central South University Medical Sciences* 2021;46(7):725-30.

Jimenez-Cauhe J, Pirmez R, Müller-Ramos P, Melo DF, Ortega-Quijano D, Moreno-Arrones OM, et al. Safety of Low-Dose Oral Minoxidil in Patients With Hypertension and Arrhythmia: A Multicenter Study of 264 Patients. *Actas Dermo-Sifiliograficas* 2024;115(1):28-35.

Kang J, Lee JW, Kwon O. Efficacy of low-dose oral minoxidil in the management of anticancer therapy-induced alopecia in patients with breast cancer: A retrospective cohort study. *Journal of the American Academy of Dermatology* 2023;88(5):1170-3.

Khandpur S, Suman M, Reddy BS. Comparative efficacy of various treatment regimens for androgenetic alopecia in men. *The Journal of Dermatology* 2002;29(8):489-98.

Lee JW, Kang J, Choi JY, Hong KT, Kang HJ, Kwon O. Topical minoxidil and dietary supplement for the treatment of chemotherapy-induced alopecia in childhood: A retrospective cohort study. *Scientific Reports* 2024;14(1):4349.

Lee WS, Ro BI, Hong SP, Bak H, Sim WY, Kim DW, et al. A new classification of pattern hair loss that is universal for men and women: Basic and specific (BASP) classification. *Journal of the American Academy of Dermatology* 2007;57(1):37-46.

Lengg N, Heidecker B, Seifert B, Trüeb R. Dietary supplement increases anagen hair rate in women with telogen effluvium: Results of a double-blind, placebo-controlled trial. *Therapy* 2007;4:59-65.

Müller Ramos P, Melo DF, Radwanski H, de Almeida RFC, Miot HA. Female-pattern hair loss: Therapeutic update. *Anais Brasileiros de Dermatologia* 2023;98(4):506-19.

Nascimento ESM, Ramos PM, Silva MR, Nascimento ESR, Barbosa Raposo NR. Randomized clinical trial of low-dose oral minoxidil for the treatment of female pattern hair loss: 0.25 mg versus 1 mg. *Journal of the American Academy of Dermatology* 2022;87(2):396-9.

Ong M, Do H, Ho B, Lipner SR. Low-dose oral minoxidil for androgenetic alopecia is not associated with clinically significant blood-pressure changes: A retrospective study. *Journal of the American Academy of Dermatology* 2024;90(2):425-7.

Pludowski P, Takacs I, Boyanov M, Belaya Z, Diaconu CC, Mokhort T, et al. Clinical Practice in the Prevention, Diagnosis and Treatment of Vitamin D Deficiency: A Central and Eastern European Expert Consensus Statement. *Nutrients* 2022;14(7):1483.

Ramírez-Marín HA, Tosti A. Role of Oral Minoxidil in Patterned Hair Loss. *Indian Dermatology Online Journal* 2022;13(6):729-33.

Ramos PM, Goren A, Sinclair R, Miot HA. Oral minoxidil bio-activation by hair follicle outer root sheath cell sulfotransferase enzymes predicts clinical efficacy in female pattern hair loss. *Journal of the European Academy of Dermatology and Venereology* 2020;34(1):e40-e1.

Ramos PM, Sinclair RD, Kasprzak M, Miot HA. Minoxidil 1 mg oral versus minoxidil 5% topical solution for the treatment of female-pattern hair loss: A randomized clinical trial. *Journal of the American Academy of Dermatology* 2020;82(1):252-3.

Randolph M, Tosti A. Oral minoxidil treatment for hair loss: A review of efficacy and safety. *Journal of the American Academy of Dermatology* 2021;84(3):737-46.

Rezende HD, Dias M, Trüeb RM. A Comment on the Post-Finasteride

Syndrome. *International Journal of trichology* 2018;10(6):255-61.

Saini K, Mysore V. Role of vitamin D in hair loss: A short review. *Journal of Cosmetic Dermatology* 2021;20(11):3407-14.

Shin JW, Chung EH, Kim MB, Kim TO, Kim WI, Huh CH. Evaluation of long-term efficacy of finasteride in Korean men with androgenetic alopecia using the basic and specific classification system. *The Journal of Dermatology* 2019;46(2):139-43.

Son S, Jin S, Hong JY, Shin J-M, Jung KE, Seo Y-J, et al. Clinical Manifestation of Alopecia Areata After COVID-19 Infection or Vaccination. *Annals of Dermatology* 2024;36(6):361-6.

Su LH, Chen LS, Chen HH. Factors associated with female pattern hair loss and its prevalence in Taiwanese women: A community-based survey. *Journal of the American Academy of Dermatology* 2013;69(2):e69-77.

van der Merwe J, Brooks NE, Myburgh KH. Three weeks of creatine monohydrate supplementation affects dihydrotestosterone to testosterone ratio in college-aged rugby players. *Clinical Journal of Medicine* 2009;19(5):399-404.

Vañó-Galván S, Pirmez R, Hermosa-Gelbard A, Moreno-Arrones ÓM, Saceda-Corralo D, Rodrigues-Barata R, et al. Safety of low-dose oral minoxidil for hair loss: A multicenter study of 1404 patients. *Journal of the American Academy of Dermatology* 2021;84(6):1644-51.

Wang J, Zhao S, Luo L, Li E, Li X, Zhao Z. 5-alpha Reductase Inhibitors and risk of male breast cancer: A systematic review and meta-analysis. *International braz j urol: Official Journal of the Brazilian Society of Urology* 2018;44(5):865-73.

Weiss LW, Cureton KJ, Thompson FN. Comparison of serum testosterone and androstenedione responses to weight lifting in men and women. *European Journal of Applied Physiology and Occupational Physiology* 1983;50(3):413-9.

Yanagisawa M, Sato A. Long-Term (Over 10 Years) Evaluation of Efficacy and Safety of Finasteride in Japanese Men with Androgenetic

Alopecia: Summary of Three Investigations. *International Society of Hair Restoration Surgery* 2022;32:130-2.

Yi Y, Li X, Jia J, Guy Didier DN, Qiu J, Fu J, et al. Effect of Behavioral Factors on Severity of Female Pattern Hair Loss: An Ordinal Logistic Regression Analysis. *International Journal of Medical Sciences* 2020;17(11):1584-8.

Zhao J, Sheng Y, Dai C, Qi S, Hu R, Rui W, et al. Serum 25 hydroxyvitamin D levels in alopecia areata, female pattern hair loss, and male androgenetic alopecia in a Chinese population. *Journal of Cosmetic Dermatology* 2020;19(11):3115-21.

Zhou Z, Song S, Gao Z, Wu J, Ma J, Cui Y. The efficacy and safety of dutasteride compared with finasteride in treating men with androgenetic alopecia: A systematic review and meta-analysis. *Clinical Interventions in Aging* 2019;14:399-406.